Das Heilsteine-ABC

Kaya Lemke

DAS HEILSTEINE-ABC

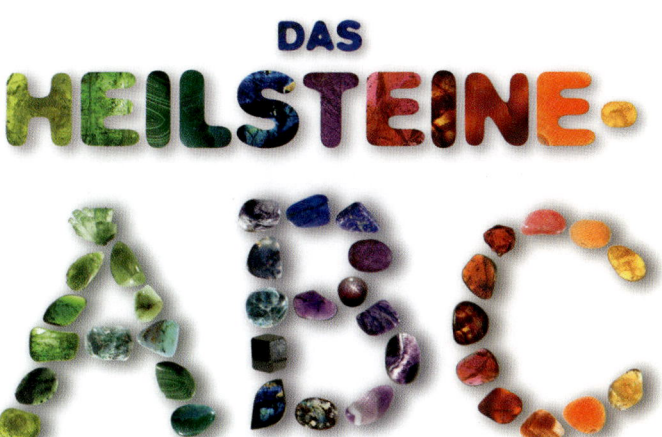

Für einen spielerischen und
lehrreichen Umgang mit Edelsteinen

Mit Fotos von Rona Keller

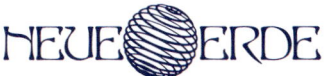

NEUE ERDE

Danksagung

Dankbar bin ich meiner Ma und meinem Paps, die an mich geglaubt haben und stets ein offenes Ohr für mich hatten. Es ist schön zu wissen, dass ich stets nach Hause kommen kann. Danke auch meinen beiden Söhnen, für die es mit Sicherheit nicht immer leicht war, eine »verrückte« Mutter zu haben. Es ist beruhigend zu wissen, dass mein Mann Wolf mir den Rücken freihält, damit ich schreiben kann. Meine achtjährige Nichte Wanja hat unermüdlich mein Skript gelesen und mich auf alles hingewiesen, was sie nicht verstanden hat. Meine Schwester Sandra und ich waren bemüht, die Worte zu wandeln, bis es für Wanja verständlich war. Meine Nichte Hanna, für mich wie eine Tochter und Freundin zugleich, hat beim Korrekturlesen oft gelacht. Ich habe mich auch über die spontane Zusage von Janka, Luca und Carlos gefreut. Sie haben sich für die Fotos zur Verfügung gestellt. Hilke, die feinfühligste Astrologin, stand mir bei dem Kapitel Sternzeichen hilfreich zur Seite. Euch allen möchte ich für eure liebevolle Unterstützung »Danke« sagen. Ach, und nicht zu vergessen Pauline, unserer Hündin, die mich daran erinnerte, ab und zu nach draußen zu gehen, um wieder einen klaren Kopf zu bekommen.

2. Auflage 2013

Kaya Lemke
Das Heilsteine-ABC

© für die deutsche Ausgabe
Kaya Lemke/Neue Erde GmbH 2011
Alle Rechte vorbehalten.

Titelseite:
Foto: Maria Trendelkamp
Gestaltung: Dragon Design, GB

Inhalt:
Fotos und Bildgestaltung: Rona Keller

Bildgestaltung: Annette Jakobi
Satz und Gestaltung: Dragon Design, GB
Gesetzt aus der News Gothic

Gesamtherstellung:
L.E.G.O. S.p.A. Lavis (TN)

Printed in Italy

ISBN 978-3-89060-580-7

Neue Erde GmbH
Cecilienstr. 29 · 66111 Saarbrücken ·
Deutschland · Planet Erde
www.neue-erde.de

Inhalt

Vorbemerkung

Dieses Buch widme ich meiner Nichte Wanja. Bei manchen Schwierigkeiten haben ihr Edelsteine geholfen. Durch das Trinken von Edelsteinwasser hat sie sich oft besser gefühlt. Diese oder andere Erfahrungen wünsche ich dir auch. Viel Freude mit den Edelsteinen.

Solltest du Fragen haben, die nicht im Buch beantwortet werden, dann schreibe mir. Am Ende findest du meine Anschrift und E-Mail-Adresse. Ich habe in diesem Buch darauf verzichtet, die Länder aufzuzählen, aus denen die Edelsteine stammen, denn es kommt vor, dass ein Stein in einem Land abgebaut wird, bis nichts mehr zu finden ist, und dafür in einem anderen Land eine neue Fundstelle entdeckt wird.

Li Li Kaya

Haben Menschen schon früher Edelsteine benutzt?

Edelsteine waren schon immer interessant für die Menschen. Könige ließen sich ihre Mäntel mit wertvollen Edelsteinen besticken. Sie dachten, dann wären sie noch mächtiger und unbesiegbar. Im Mittelalter gab es die Klosterfrau Hildegard von Bingen. Sie setzte Edelsteine zur Heilung von Krankheiten ein. Bei Schnupfen und Ohrenschmerzen empfahl Hildegard von Bingen den Edelstein Jaspis. War jemand unzufrieden, gab sie demjenigen einen blauen Chalcedon. Der Stein sollte die Leichtigkeit und Freude zurückbringen. Schon früher glaubten die Menschen, dass bestimmte Steine ihnen Glück brächten und andere Steine sie beschützten. Sie trugen Anhänger mit bestimmten Edelsteinen, um ihr Glück zu verstärken oder um sich vor Feinden zu schützen.

Der richtige Edelstein

Du kannst dir deinen Stein auf verschiedene Weisen aussuchen. Hier sind einige Beispiele. Aber wenn du es anders machst, ist das auch in Ordnung.

1. Lege deine Edelsteine in eine Schale oder auf den Teppich, damit sie nicht wegrollen können. Schließe deine Augen. Mit der linken Hand berührst du die Steine. Nimm dann einfach einen in die Hand. Öffne die Augen und lies nach, was hier über den Stein geschrieben steht.
2. Am Ende dieses Buches findest du eine Wörterliste. Hier kannst du zum Beispiel unter »fröhlich« oder »traurig« nachlesen, welche Steine dir helfen können, wenn du traurig bist und fröhlich werden willst. Du könntest also unter beiden Wörtern nachsehen und würdest ähnliche Steine finden. Meistens stehen bei den Wörtern mehrere Steine. Du solltest also erst alle Beschreibungen dieser Steine lesen und

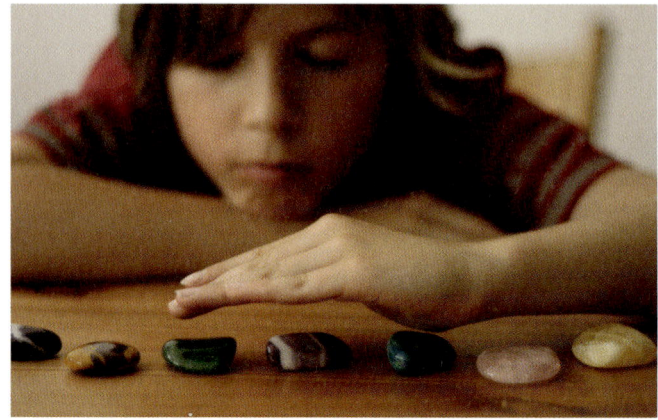

dich dann für einen entscheiden. Wenn du willst, kannst du dir auch zwei Steine aussuchen.

3. Schau dir alle Edelsteine an. Welcher gefällt dir gerade am besten? Nimm den Stein in die Hand und lies die Beschreibung dazu.

Steine und ihre Farben

Gelb

Alle gelben Edelsteine geben dir Freude und Leichtigkeit. Wenn du sie trägst, bist du viel fröhlicher, es fällt dir leicht, deine Aufgaben zu machen, und du weißt, was du willst. Wenn du gelbe Kleidung trägst oder dir ein Sonnenblumenfeld etwas länger ansiehst, wirst du merken, wie die Fröhlichkeit auf dich übergeht. Du kannst auch die Augen schließen und dir vorstellen, dass du in gelbem Licht stehst, als ob es eine Kugel um dich herum bildet. Mache das so lange, bis du dich gut fühlst, und so oft du möchtest. Du kannst dir auch mit Malstiften oder Tusche ein gelbes Bild malen. Licht erfühlen und malen kannst du mit allen Farben.

Orange

Orange wirkt ähnlich wie Gelb, aber sanfter. Schau dir erst ein Bild mit Sonnenblumen an, dann ein anderes mit orangefarbenen Ringelblumen. Merkst du den Unterschied? Orange vermittelt Ruhe und Leichtigkeit. Stelle dich einfach in orangefarbenes Licht und fühle, was es mit dir macht.

Braun

Braune Edelsteine geben dir die Kraft der Erde. Du wirst ruhig und bleibst auch gerne mal alleine. Auch dein Schlaf wird ruhiger. Wenn du einmal am Abend mit nackten Füßen vor deinem Bett stehst, stelle dir vor, wie dicke Wurzeln aus deinen Füßen in die Erde wachsen. Diese Wurzeln geben dir Ruhe für die Nacht. Dann lasse die Wurzeln wieder verschwinden. Ich wünsche dir eine gute und behütete Nacht. Du kannst auch die Augen schließen und dir vorstellen, wie du in warmem, braunem Licht stehst. Mache das so lange, bis du dich gut fühlst, und so oft du es möchtest. Hast du gewusst, wie viele verschiedene Brauntöne es gibt?

Lila

Steine in dieser Farbe helfen dir, ruhig zu werden und trotzdem sehr konzentriert zu sein. Wenn deine beste Freundin oder dein bester Freund umzieht oder dein Hamster stirbt (leider werden Hamster nicht sehr alt), musst du Abschied nehmen. Dann nimm einen Amethyst in die Hand, er wird dich trösten. Oder greife zum Malblock. Auch lilafarbene Kleidung kann dir hierbei helfen. Oder du schließt deine Augen und fühlst, wie dich lilafarbenes Licht einhüllt. Mache das, so oft du es brauchst. Fühlst du dich besser?

Rot

Rote Edelsteine geben dir Kraft, wenn du müde und schlapp bist. Du hast plötzlich den Mut, etwas zu tun, das du dich bisher nicht getraut hast. Zur Unterstützung könntest du auch noch einen roten Pulli oder eine rote Hose anziehen. Diese Kraft fühlst du auch, wenn du dir in der Natur die roten Blumen ansiehst. Auch hier gilt das Gleiche wie bei allen anderen Farben: Schließe deine Augen und stelle dir vor, in rotem Licht zu stehen. Mache das so lange, bis du dich gut fühlst, und so oft du möchtest. Hast du schon mal ein feuerrotes Bild gemalt?

Rosa

Mit rosa Edelsteinen bist du liebevoll, weißt, was du willst, und fühlst dich beschützt. Du kannst zusätzlich rosa Kleidung tragen oder dir vorstellen, dich in rosa Licht einzuhüllen. Du kannst das überall tun. Auch auf dem Schulhof, wenn du dich zum Beispiel einsam fühlst. Oder gehe in den Garten und schaue dir rosafarbene Blumen an. Ist ein rosafarbenes Bild vielleicht ein schöner Wandschmuck für dein Zimmer oder ein Geschenk für...?

Blau

Blaue Steine helfen dir, das zu sagen, was du denkst und fühlst. Dies kann hilfreich sein, wenn du zum Beispiel vor der Klasse sprechen sollst. Sieh doch auch einmal längere Zeit in den Himmel oder in blaues Wasser. Trage blaue Kleidung und stelle dir blaues Licht vor. Vertraue darauf, dass es dir helfen wird. Vielleicht musst du dir das blaue Licht auch öfter vorstellen. Für jeden kann das anders sein. Wie bei den anderen Farben, kannst du auch ein Bild malen.

Grün

Grüne Steine bringen dich mit den Naturwesen in Kontakt. Du wirst ruhiger, wenn du grüne Steine oder Kleidung trägst. Deine Gedanken werden klar. Sieh dir einmal über längere Zeit eine Wiese oder eine Rasenfläche an und du wirst merken, dass du Lust bekommst, etwas zu tun. Auch bei dieser Farbe kannst du die Augen schließen und in ihrem

Licht baden. Oder du greifst zu den Malstiften. Wie viele verschiedene grüne Stifte hast du?

Klar oder Weiß

Beide Steinarten geben dir Klarheit, ganz gleich, wie durcheinander du bist. Trage einmal nur weiße Kleidung und beobachte, wie du dich dabei fühlst. Weiß hat etwas Reines und Klares. Spannend ist es, in weißem Licht zu stehen. Probiere es selbst aus! Hast du jemals einen weißen Bogen Papier mit weißer Farbe bemalt? Auch bei Weiß gibt es Unterschiede.

Bunt schillernde Farben

So bunt wie die Steine schillern, so vielfältig ist auch unser Leben, und immer gibt es mehrere Möglichkeiten, zum Ziel zu kommen. Stelle dir dieses bunt schillernde Farbenspiel vor: Die Farben wirbeln um dich herum und du stehst mitten drin. Wenn ich mir das vorstelle, muss ich immer vor Freude und Übermut laut lachen.

Mehrere Farben

Mancher Stein hat verschiedene Farben in sich. Heliotrop zum Beispiel ist grün und hat rote Sprenkel. Sieh den Edelstein genau an! Welche Farbe ist mehr zu sehen? Sieh in diesem Fall unter Grün und Rot nach. Du kannst dir natürlich auch hintereinander oder gleichzeitig grünes und rotes Licht vorstellen, in das du dich stellst. Es ist auch möglich, dass es grüne und rote Kreise aus Licht sind. Mache es so, wie es sich für dich richtig anfühlt.

Wie trage ich den Stein?

Trage die Steine so lange du möchtest. Manche Menschen suchen sich, nachdem sie einen Stein ausgewählt haben, schon am nächsten Tag einen neuen Stein aus, andere erst nach ein paar Tagen oder sogar Wochen. Mache es so, wie es sich für dich richtig anfühlt. Wenn du möchtest, kannst du ihn auch nachts tragen. Wenn du den Stein nicht um den Hals tragen möchtest, stecke ihn einfach in die Hosen- oder Rocktasche. Fasse ihn oft an! Es gibt auch noch die Möglichkeiten, den Stein ins Trinkwasser zu legen und das Wasser dann zu trinken. Bevor du einen Stein in das Trinkwasser legst, wasche ihn einmal möglichst heiß ab, da die Steine oft mit einer Wachsschicht ummantelt sind. Bernstein solltest du nicht ins Trinkwasser legen, da es einen wirklich ekelhaften Geschmack annimmt, anders kann ich es nicht beschreiben.

WICHTIG: Informiere dich, es gibt auch giftige Steine!

Du könntest den Stein auch an einem Lederband über dein Bett hängen. Sollte dir noch etwas anderes einfallen, dann würde ich mich freuen, wenn du mir schreibst. Wenn du vergisst, ihn zu tragen oder einzustecken oder das Wasser zu trinken, brauchst du ihn nicht mehr. Entweder suchst du dir dann einen neuen Stein aus oder es ist auch möglich, dass du im Moment gar keinen Stein benötigst.

Reinigung und Aufladen der Steine

Wenn du auf dein Gefühl hörst, wirst du wissen, wann es Zeit ist, den Stein zu reinigen oder aufzuladen. Zum Reinigen solltest du ihn zuerst unter fließendes Wasser halten, zum Beispiel unter den Wasserhahn. Danach legst du deinen Stein ungefähr einen Tag lang auf ein Amethyst-Rohstück. Wenn du möchtest, dass dein Stein stärker und schneller wirkt, kannst du ihn nach dem Reinigen aufladen, indem du ihn erwärmst. Das kannst du mit den Händen machen oder du legst ihn in die Morgen- oder Abendsonne; nicht in die pralle Tagessonne, das laugt ihn aus. Zum Aufladen kannst du den Stein auch bei Vollmond auf die Fensterbank legen.

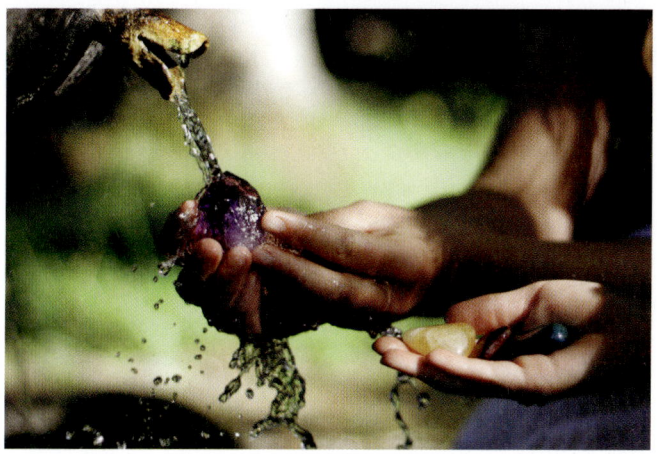

Edelsteine und ihre Wirkung

Jeder Stein hat besondere Eigenschaften, die mit seiner chemischen (stofflichen) Zusammensetzung, seiner Farbe und seiner Kristallstruktur zu tun haben. Über die Steine und ihre Wirkungen gibt es sehr viel zu lernen. Manche Leute haben jahrelang geforscht und sind noch immer lange nicht am Ende. In diesem kleinen Buch will ich dir nur ein paar Informationen geben, um dich anzuregen, deine eigenen Erfahrungen zu machen, und damit du neugierig wirst.

Achat

Achat gibt es in grau, grau-blau, braun, orange, gelb, rot, weiß und schwarz. Er hat Streifen, die Bänderungen genannt werden. Achat bewirkt, dass du dich mehr mit dir selbst beschäftigst, dass du handelst und dabei ruhiger wirst. Achate bilden einen Schutz um dich herum. Wenn die Bänderung gleichmäßig ist, bist du konzentrierter. Das kann in der Schule nützlich sein. Du kannst dich besser erinnern und verstehst leichter, was vor sich geht. Achat macht dich innerlich stark. So kannst du auch mal nein sagen, wenn du etwas nicht möchtest. Den Stein kannst du bei Bauchschmerzen einfach auf den Bauch legen. Oft haben Achate Muster, die wie Körperteile aussehen. Ein Stein, dessen Muster die Form eines Magens hat, wirkt besser als andere, wenn du Magenschmerzen hast.

Kleiner Tipp: Lege einen Achat und einen rosa Moosachat in einen Krug mit Leitungswasser und trinke dies über den Tag verteilt. Du wirst merken, deinem Bauch tut es gut.

Meine Erfahrungen mit Achat

Immer, wenn ich Unruhe in mir verspüre, trage ich Achat. Manchmal möchte ich gleichzeitig spazieren gehen, malen, ein Eis essen oder vielleicht doch lieber eine Freundin anrufen. Dann lässt mich Achat mit der Zeit ruhiger werden, ohne dass ich es merke, und ich beginne, darüber nachzudenken, was mir wichtig ist. Du solltest den Stein über längere Zeit tragen, da es etwas dauern kann, bis du die Wirkung spürst. Es gibt Achat-Geoden, das sind Steinknollen, die oft halbiert werden. Dann haben sie auf einer Seite ein Loch, das wie eine kleine Höhle aussieht. Wenn du Ruhe und Geborgenheit suchst, gehe in dein Zimmer und nimm die Achat-Geode in die Hand. Dann schließe deine Augen und stelle dir vor, dass du beschützt in der kleinen Höhle sitzt. Denke dir: Das ist meine kleine Welt, nur für mich. Fühlst du dich richtig wohl, öffne die Augen wieder und freue dich über das schöne Gefühl.

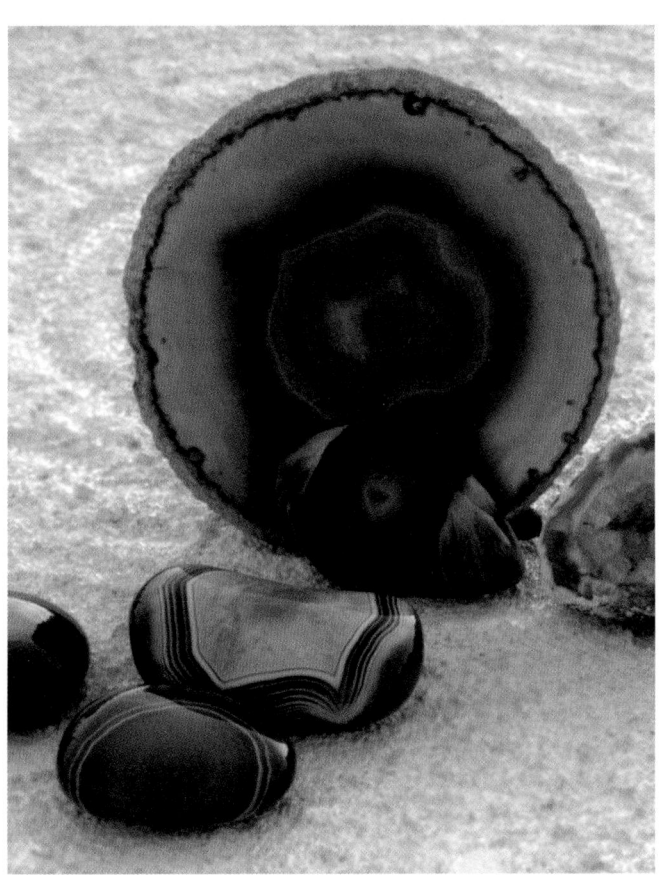

Amazonit

Er ist blass bis intensiv türkisfarben, aber auch grasgrün und hat oft weiße Schlieren und auch Streifen. Er ist undurchsichtig, was auch opak heißt.

Amazonit lässt dich ruhig, aber bestimmt und ausgeglichen deinen Weg durchs Leben gehen. Er stärkt also dein Selbstwertgefühl und gleicht Gefühle aus. Das heißt zum Beispiel, wenn du ganz traurig oder hibbelig bist, wirst du ruhiger. Er gibt dir Vertrauen ins Leben: Du weißt, es ist gut so, wie es ist. Er lässt dich klar denken, aber du hörst gleichzeitig auch auf dein Gefühl. In traurigen oder schwierigen Zeiten gibt dir Amazonit Durchhaltevermögen. Der Stein macht dich belastbarer, das heißt, du hast mehr Energie, wenn du etwas tust. Amazonit wirkt entspannend und löst so Krämpfe jeder Art. Solltest du also einmal heftige Bauchschmerzen haben, lege einen Amazonit auf den Bauch.

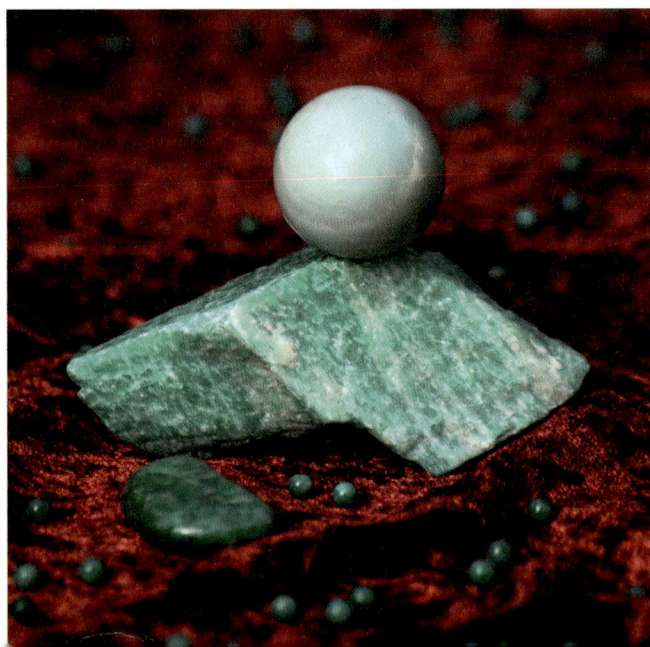

Meine Erfahrungen mit Amazonit

Amazonit zu tragen war wundervoll. Ich hatte die ganze Zeit ein ruhiges und glückliches Gefühl in mir. Plötzlich sah ich die vielen kleinen Dinge im Leben, über die man sich freuen kann: die Tautropfen auf den Blättern morgens bei meinem Spaziergang mit meiner Hündin Pauline oder dass mich jemand anlächelte. Manchmal bin ich sehr ungeduldig, das kennst du bestimmt auch. Dann ist es gut, wenn ich Amazonit trage. Der Stein gibt mir Ruhe und hilft mir, etwas auch zu Ende zu bringen, das ich angefangen habe. Wenn ich zum Beispiel beim Zimmeraufräumen bin und ein Buch finde, fange ich an zu lesen, da ich eigentlich keine Lust zum Aufräumen habe. Mit Amazonit passiert mir das nicht. Ich räume erst auf und lese danach.

Amethyst

Er ist hell- bis dunkelviolett und durchsichtig. Eine Besonderheit ist die Amethyst-Druse. Sie sieht fast aus wie eine Schüssel, die mit Amethyst-Kristallen ausgekleidet ist.

Amethyst hilft dir, dich besser zu konzentrieren, und du kannst mit seiner Hilfe sehr klar denken. Amethyst lässt dich handeln. Wenn du sonst eher abwartest, tust du jetzt etwas. Hast du eine große Druse oder ein Rohstück in deinem Zimmer, wirst du dich immer sehr wohl fühlen. Der Stein lässt dich ruhig werden, und du tust endlich das, was du möchtest. Amethyst hilft dir bei leichten Kopf- und Nackenschmerzen. Damit er das kann, bitte deine Mama oder jemand, den du magst, mit einem Rohstück vorsichtig von der Stirn über deine Haare bis über die Schulterblätter hinabzustreichen. Der Amethyst soll dich nicht berühren. Seid sehr behutsam, da ein Rohstück spitze Kristalle hat. Amethyst wird bei Schmerzen auf die betroffene Stelle gelegt. Er wird auch »Trauerstein« genannt, weil du nicht mehr so viel weinst, wenn du von jemandem Abschied nehmen musst.

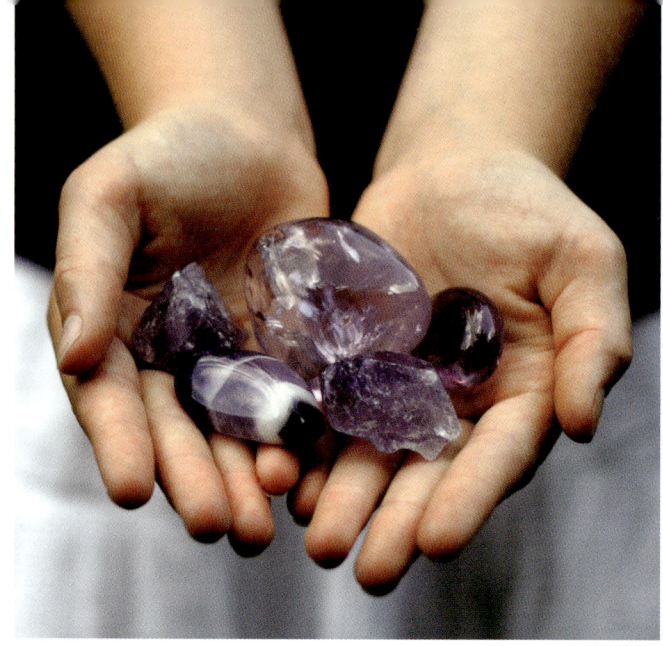

Meine Erfahrungen mit Amethyst

Wenn du fünf Schulstunden lang still sitzen musstest und dir der Nacken und die Schultern schmerzen, hilft dir am besten eine Amethystkette. Anfangs können sich die Schmerzen verschlimmern, aber dann werden sie immer weniger. Amethyst schenkt mir oft Geborgenheit, wenn ich mich allein fühle. Es gibt Tage, da bin ich unzufrieden mit allem und kuschle mich auf mein Sofa und träume vor mich hin. Besser wäre es, herauszufinden, was mich glücklich macht oder was ich jetzt tun kann, damit es mir besser geht. In solchen Zeiten ist es gut für mich, Amethyst zu tragen. Er macht mir klar, dass ich durch Träumen nichts verändere.

Apatit, grün und blau

Apatit kommt überwiegend in den Farben blau, grün, grau und gelb vor. Trägst du Apatit über längere Zeit, wirst du merken, wie er dich motiviert, etwas zu tun. Langeweile verfliegt, und statt zu spielen, willst du lieber etwas Sinnvolles tun. Vielleicht möchtest du plötzlich über ein Thema mehr wissen, das ihr in der Schule durchgenommen habt, und gehst in die Bücherei. Oder du übst noch etwas Rechnen. Das hört sich ungewöhnlich an, aber am besten probierst du es selbst aus. Apatit gibt Klarheit und Struktur. Das bedeutet, du erkennst dein Ziel und weißt, welchen Schritt du dafür als Erstes tun musst. Der Stein motiviert dich zu handeln, um deinem Ziel näher zu kommen. Er stärkt deine Willenskraft. Apatit vermittelt dir Ruhe und ein tiefes Vertrauen darauf, zu wissen, was das Richtige für dich ist. Er ist genau der passende Stein, um Wut umzuwandeln. Apatit gibt dir Energie, wenn du müde oder lustlos bist. Bei Knochenbrüchen unterstützt er eine schnellere Heilung. Ebenso wie Bernstein hilft er Kleinkindern beim Zahnen.

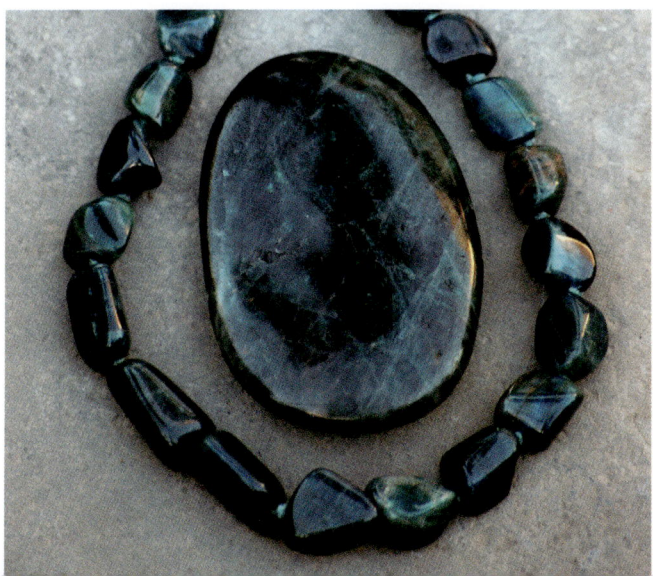

Meine Erfahrung mit Apatit

Apatit hilft mir immer, wenn ich konzentriert arbeiten muss. Manchmal fehlt mir die Lust, und ich würde lieber malen oder lesen. Dann binde ich mir einen Apatit um, und in kürzester Zeit habe ich richtig Lust meine Arbeiten fertigzustellen, und ich weiß genau, was ich als nächstes tun muss. Anders als bei Fluorit, der mich eher unruhig macht, werde ich sehr ruhig und klar. Ich fühle eine Freude in mir, denn ich weiß einfach, ich werde mein Ziel erreichen. Bei mir wirkt nicht jeder Stein so schnell wie Apatit. Schon nach ungefähr fünf Minuten macht sich seine Wirkung bei mir bemerkbar. Bei dir kann es wieder ganz anders sein, probiere es einfach aus. Wenn du dir einen Knochen gebrochen hast, nimm den Stein in die Hand. Schließe deine Augen. Stelle dir vor, wie dein Arm oder dein Bein wieder gesund ist, das unterstützt die Heilung.

Aventurinquarz, grün

Aventurinquarz ist hellgrün bis intensiv dunkelgrün und zeigt viele glitzernde Stellen.

Der Stein ordnet deine Gedanken. Du kennst das bestimmt, dass dir manchmal alles zuviel ist. Dann schenkt Aventurinquarz dir Ruhe. Er gleicht deine Gefühle aus, wenn du durcheinander bist. Solltest du Ideen im Kopf haben, dann hilft dir der Stein, sie zu verwirklichen. Er lässt dich Dinge entdecken, die vorher auch schon da waren, die du aber nicht bemerkt hast. Der Stein kann dir helfen, mit Naturwesen zu sprechen. Aventurinquarz vermittelt dir, dass du mit deinen Gefühlen, deinem Denken und Handeln einzigartig bist. Jeder auf der Welt ist etwas ganz Besonderes, Aventurinquarz lässt dich das spüren. Lerne auf dein Gefühl oder, wie manche auch sagen, auf dein Herz oder den Bauch zu hören. Der Stein wird dir dabei helfen, genauso wie bei Ausschlägen, Allergien, Sonnenbrand oder anderen Hautproblemen.

Meine Erfahrungen mit Aventurinquarz

Aventurinquarz kann dir helfen, mit den Naturwesen in Kontakt zu treten, was aber viel Geduld und Zeit braucht. Durch den Stein habe ich nicht aufgegeben, es immer wieder zu versuchen, und eines Tages bin ich belohnt worden: Elfen und Zwerge reden seitdem mit mir, und es hat sich sogar einmal einer von ihnen gezeigt. Manchmal habe ich das Gefühl, nicht aus meiner Haut zu können. Ich gebe dir ein Beispiel: Deine Freundin kommt und will mit dir etwas unternehmen. Du hast zwar keine Lust dazu, sagst aber nichts. Du tust also nicht das, was dein Gefühl dir sagt. Wenn dir das öfter passiert, stellt sich vielleicht eine Art Nesselausschlag oder Juckreiz am ganzen Körper ein. Eine

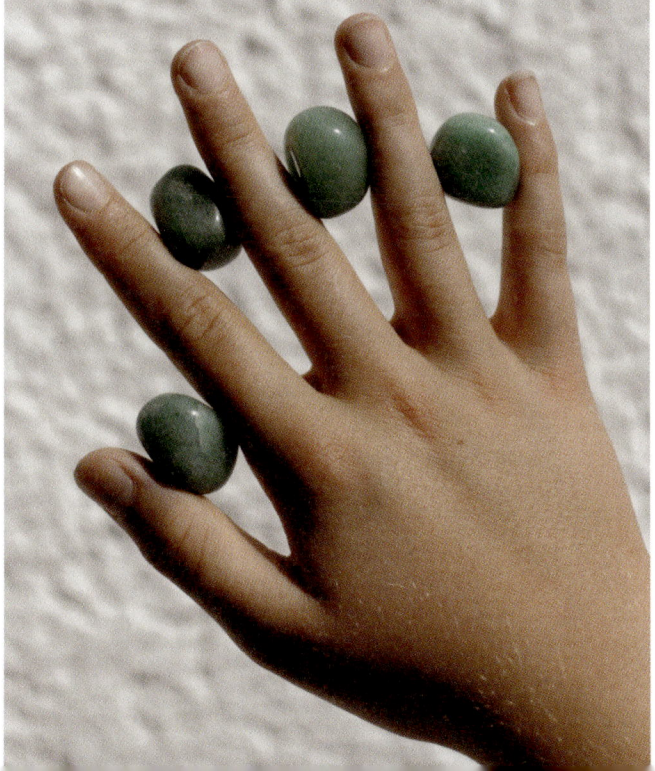

Körpermilch mit Aventurinquarz gibt dir sofort Linderung. Beim Tragen von Aventurinquarz ist mir aufgefallen, dass ich mich oft frage: Was macht mich heute glücklich?

Kleiner Tipp: Lege Aventurinquarzsteinchen in eine Flasche mit Körpermilch ohne Farb- und Duftstoffe. Dazu gibst du einen halben Teelöffel Perubalsam. Das ist ein ätherisches Öl und riecht wunderbar nach Vanille. Schüttle alles gut und reibe dich damit ein. Das ist ein wunderbares Mittel gegen Juckreiz auf der Haut.

Bergkristall

Er ist farblos bis weiß, durchsichtig bis milchig und hat manchmal nebelige Einschlüsse.

So wie Bergkristall meistens klar ist, gibt der Stein dir auch Klarheit. Er ordnet die Gedanken. Bergkristall gibt die Sicherheit, das Richtige zu tun. Manchmal hast du ein Problem und weißt nicht weiter. Mit Bergkristall fallen dir einfache Lösungen ein. Bergkristall hilft sehr vielseitig: Er gibt dir Energie, wenn du müde und schlapp bist. Bei Fieber kannst du einen Bergkristall in die Hand nehmen oder auch eine Bergkristallspitze mit der flachen Seite an deinen Körper halten, damit die Hitze abfließen kann. Mit der Spitze zum Körper führt Bergkristall Energie zu. Er hilft bei Schwellungen, Übelkeit und Durchfall: Lege den Stein auf die betroffene Stelle. Er verstärkt auch die Wirkung anderer Steine. Wenn du z. B. Amethyst und Bergkristall trägst, ist die Wirkung von Amethyst viel stärker als sonst.

Meine Erfahrungen mit Bergkristall

Bergkristall lässt uns ruhig und sehr klar werden. Aus dieser Ruhe heraus weiß ich, was ich machen soll. Er gibt ein unendlich zufriedenes Gefühl. Wenn ich unter vielen Menschen bin, hilft mir Bergkristall, klar

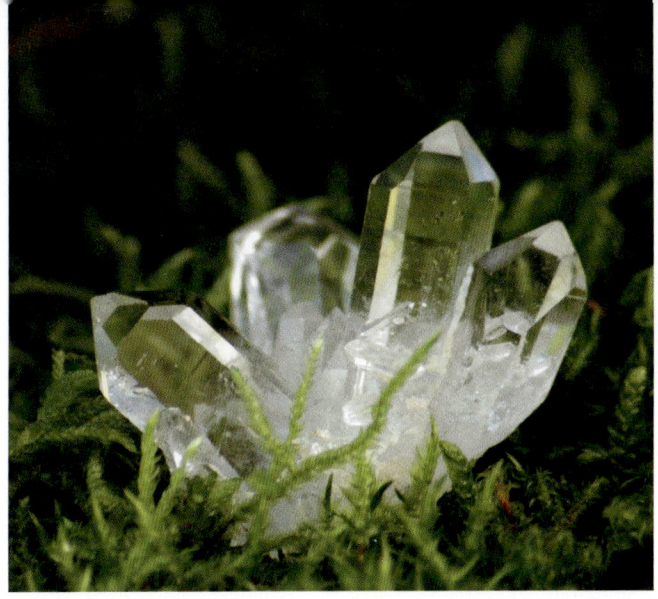

zu bleiben. Es gibt Gelegenheiten, da ist Bergkristall ein guter Begleiter. Wenn du zum Beispiel zu einer großen Schulveranstaltung gehen musst, aber lieber allein sein würdest, dann trage Bergkristall. Er wird dir ein gutes Gefühl geben. Du bist dann zwar mit vielen Kindern zusammen, aber trotzdem sehr bei dir. Probiere es einfach aus.

Bernstein

Bernstein ist hellgelb, goldgelb bis braun, manchmal weißlich, durchsichtig bis opak (nicht durchsichtig) und manchmal enthält er Einschlüsse wie z. B. Insekten. Bernstein wird oft erhitzt oder es wird Bernsteinstaub mit Klebstoff vermischt und zu Steinen geformt. Dann solltest du ihn nicht verwenden. Kaufe darum im Fachgeschäft und frage nach! Bernstein macht fröhlich und unbeschwert. Er lässt dich kreativer werden. Plötzlich hast du Lust, zu malen, zu basteln oder etwas anderes Schöpferisches zu tun. Die Langeweile verfliegt. Bernstein unterstützt dich darin, an dich selbst zu glauben und gibt dir neue Lebenslust, wenn du glaubst, es geht nichts mehr. Bei dir gibt es bestimmt auch Tage, an denen du keine Lust hast, zur Schule zu gehen. Trage dann einen Bernstein, und du wirst nach kurzer Zeit die schönen Dinge an der Schulzeit erkennen. Er ist auch ein guter Schutzstein. Schon früher wurden Amulette aus Bernstein gefertigt. Wenn dich also in der Schule immer wieder jemand ärgert, versuche es mit Bernstein. Hast du ein Geschwisterkind, das Zähne bekommt und schreit, dann schenke ihm eine Bernsteinkette, das hilft. Bei Bauchschmerzen kannst du den Stein auf die betroffene Stelle legen.

Meine Erfahrungen mit Bernstein

Wenn ich Bernstein trage, fühle ich mich wie ein leichter fröhlicher Sommertag. Er bringt die Sonne in mein Herz. Das Schöne ist: Die

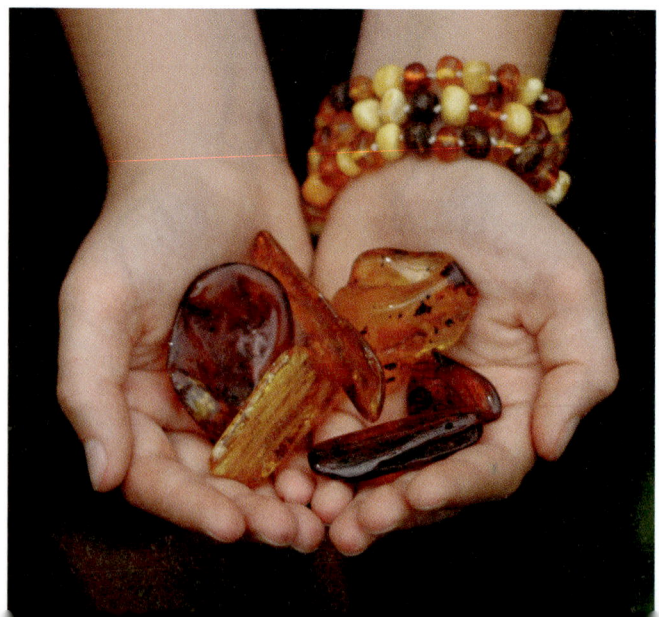

Fröhlichkeit ist ansteckend. Wenn du Bernstein trägst, werden bald alle um dich herum genauso fröhlich durchs Leben gehen wie du selbst. Gerade in Zeiten, in denen es drunter und drüber geht, trage ich Bernstein und nehme alles mit Ruhe, Geduld und Fröhlichkeit hin. Also, wenn dich deine Geschwister oder Freunde nerven, die Schule langweilig ist und du zu nichts Lust hast, trage Bernstein und es wird dir besser gehen. Trage einen Bernstein und einen Amethyst, dann verfliegt die Traurigkeit sofort.

Kleiner Tipp: Wenn du einen Hund oder eine Katze hast, hänge dem Tier eine Bernsteinkette gegen Zecken um. Du kannst auch Amethyst, Prasem und Peridot ins Trinkwasser legen. Bernstein soll nur getragen werden, denn das Wasser schmeckt mit Bernstein echt ekelhaft und die Tiere trinken es irgendwann nicht mehr.

(Prasem und Peridot sind in diesem Buch nicht beschrieben.)

Calcit

Es gibt Calcit in weiß, rosa, gelb, orange, grün, blau, braun und selten in schwarz. Er ist durchsichtig bis durchscheinend. Calcit steht für inneres Wachstum. Er erleichtert dir die Entwicklungsphasen. Das heißt, wenn etwas Neues auf dich zukommt, kannst du durch ihn leichter damit umgehen. Trägst du Calcit über längere Zeit, erkennst du deine eigenen wunderbaren Eigenschaften. Da er die Gedächtniskraft fördert, wirst du dir viel mehr merken können als ohne den Stein. Er gibt dir neuen Schwung und unterstützt dich in dem, was du willst. Mit einem Calcit fallen dir neue Ideen ein und der Stein hilft dir, sie in die Tat umzusetzen. Calcit gibt dir das Gefühl, dass du alles schaffen kannst. Hast du Schwierigkeiten mit deiner Haut, kannst du sie mit Calcitwasser einreiben. Da Calcit hilft, dass gebrochene Knochen schneller wieder zusammenwachsen, wird er auch Beinbruchstein genannt.

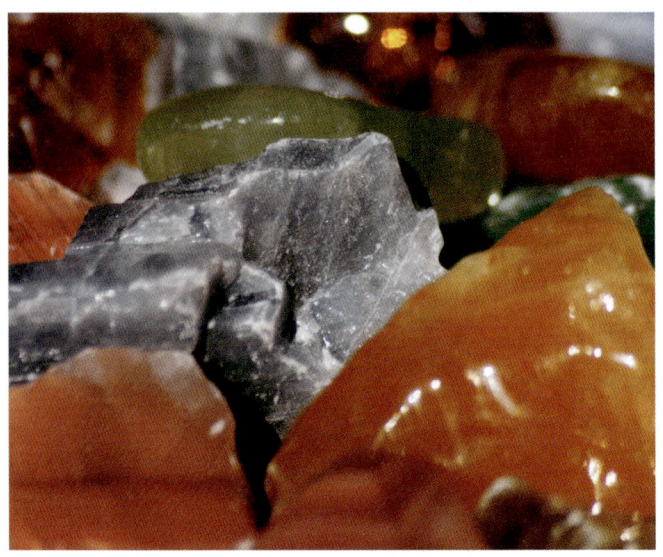

Meine Erfahrungen mit Calcit, orange

Immer, wenn ich Calcit trage, fühle ich mich leicht und fröhlich. Allerdings nicht so stark wie bei Bernstein. Ich habe ein Gefühl von Ruhe und Sicherheit in mir. Manchmal bin ich träge und mutlos. Ich weiß dann nicht, wie es weitergeht. Ich fange tausend Sachen an und bringe nichts zu Ende, da ich eigentlich zu nichts wirklich Lust habe. Trage ich dann Calcit, ist alles klar, und ich spüre wieder, was das Richtige für mich ist. Der Stein gibt mir die Kraft, das Leben zu meistern. Es gab eine Zeit, da hatte ich ständig juckende Haut. Ich legte einen Calcit ins Wasser, wartete eine Nacht und am nächsten Tag rieb ich mich mit dem Calcitwasser ein. Das tat gut. Als es noch schlimmer wurde, half mir die selbstgemachte Aventurinquarzmilch.

Kleiner Tipp: Du könntest noch zusätzlich einen Calcit in die Aventurinquarzmilch legen.

Chalcedon, blau gebändert

Er ist weißblau bis intensiv hellblau, mit wellenartigen hellen Streifen (Bänderungen).

Chalcedon vermittelt dir Leichtigkeit. Er öffnet dich für andere, was bedeutet, dass du versuchst zu erfahren, wie der andere sich fühlt oder was er gerne möchte. Dann überlegst du: Will ich auf die Wünsche des anderen eingehen oder nicht. Du wirst die richtige Entscheidung treffen. Die sanfte Ausstrahlung des Chalcedon beruhigt und lässt dich weniger empfindlich sein. Trägst du Chalcedon, fühlst du dich großartig, ohne es den anderen zeigen zu müssen. Gebänderter hellblauer Chalcedon wird auch der Stein der Redner genannt. Er stärkt den Hals- und Kehlkopfbereich und wird somit gern bei Halsschmerzen eingesetzt. Schon Hildegard von Bingen, die Klosterfrau aus dem Mittelalter, glaubte an seine Hilfe beim Reden. Der Stein hilft dir auch zu sagen, was du denkst. Solltest du einmal mit jemandem Streit haben, unterstützt dich der Stein, diesen Streit zu lösen.

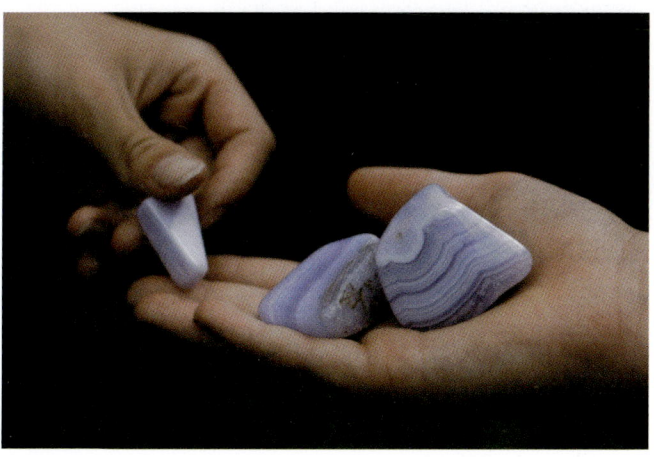

Meine Erfahrungen mit Chalcedon

Bei Vorträgen unterstützt mich der Stein, eine klare, lebendige Ausdrucksweise zu finden. Das heißt, ich kann klar ausdrücken, was ich meine. Das könnte dir in der Schule sicher auch helfen, vor allem, wenn du eher ein stilles Kind bist. Deine Lehrerin oder dein Lehrer wird erstaunt sein, wie oft du dich meldest, um etwas zu erzählen. Wenn du den Stein als Halskette trägst, heilt er jede Halsentzündung in kurzer Zeit.

Kleiner Tipp: Bei sehr starken Halsschmerzen, wenn du kaum schlucken kannst, bitte deine Mama oder Oma, dir aus der Apotheke Myrrhetinktur zu holen. Nimm ein kleines Glas mit lauwarmem Wasser, lege einen Chalcedon hinein, füge fünf bis sieben Tropfen Myrrhe hinzu und dann gurgele damit dreimal am Tag. Nach drei Tagen werden deine Halsschmerzen so gut wie weg sein.

Chrysopras

Der Stein ist meistens blassgrün bis intensiv apfelgrün und meist durchscheinend.

Chrysopras gibt dir das Vertrauen, dass du auf dem richtigen Weg bist. Er unterstützt dich in deinem Glauben an Dinge, die es für andere nicht zu geben scheint, z. B. an Elfen, und du wirst wieder an Wunder glauben. Dieser Stein hilft dir in scheinbar schwierigen Situationen, den richtigen Weg zu finden. Chrysopras wirkt stärker als Bernstein. Mit Chrysopras gehst du staunend durchs Leben und entdeckst immer wieder etwas Neues. Er zeigt dir neue Möglichkeiten, dich auszudrücken, z. B. zu malen, zu schreiben oder etwas anderes zu tun. Du weißt plötzlich, dass du etwas Besonderes bist, ohne dass du es die anderen merken lässt; das stärkt deinen Selbstwert. Bei Albträumen ist Chrysopras ein hilfreicher Stein. Der Schlaf wird ruhig und entspannt. Er wird auch bei vielen Hautkrankheiten eingesetzt.

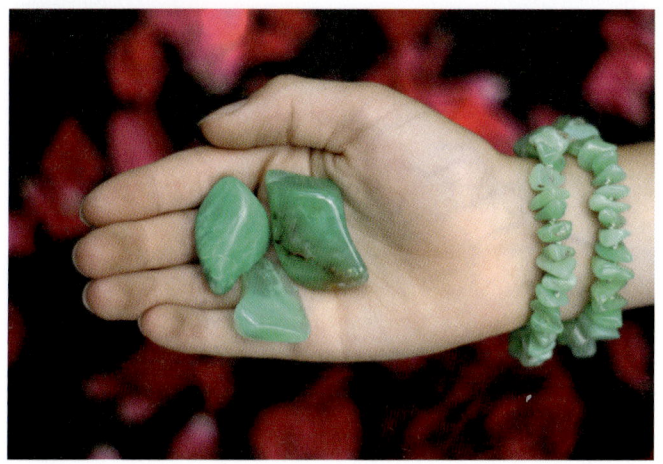

Meine Erfahrungen mit Chrysopras

Chrysopras ist einer meiner Lieblingssteine. Die Energie des Steines macht mich leicht und fröhlich, fast übermütig. Ich habe das Gefühl unglaublicher Leichtigkeit. Nichts kann mich aufhalten. Nichts ist unmöglich. Anfangs ist das Gefühl so stark, dass ich richtig kribbelig werde und alles auf einmal machen möchte. Mein Mann sagt dann, ich hätte Hummeln im Hintern. Es dauert eine Weile, bis sich diese Energie in Leichtigkeit und eine ruhige Lebensfreude verwandelt. Manchmal schlafe ich unruhig und träume Sachen, die mir Angst machen, dann hilft mir ein Chrysopras unter meinem Kopfkissen. Es dauert ein oder zwei Nächte, bis ich eine Veränderung merke. Solltest du Hautprobleme haben, dann lies bei Aventurinquarz und Calcit nach, denn das gleiche kannst du auch mit Chrysopras machen.

Eldarit

Eldarit besteht aus unterschiedlich hellen und dunklen Grüntönen. Es sieht fast aus wie eine Moos-Wasserlandschaft.

Eldarit vermittelt eine leicht beschwingte Stimmung. Sorgenvolle Gedanken verschwinden. Egal was geschieht, du nimmst es mit Gelassenheit. Dies nimmt dir den Druck, den du dir selbst manchmal machst. Fröhlichkeit bestimmt deinen Tag. Deine Ängste verfliegen. Bist du öfters allein, weil dir an den anderen immer irgendwas nicht gefällt, trage Eldarit. Du wirst kompromissbereiter. Das bedeutetet, du spielst einfach mal das, was der andere möchte, mit, obwohl du eigentlich keine Lust darauf hast. Du kannst dich besser in Gruppen einfügen. Der Stein gibt Klarheit, aber auch eine gewisse Verspieltheit. Ähnlich wie Moosachat erleichtert Eldarit die Kontaktaufnahme mit den Naturwesen. Du musst allerdings Geduld mitbringen, die vermittelt der Stein

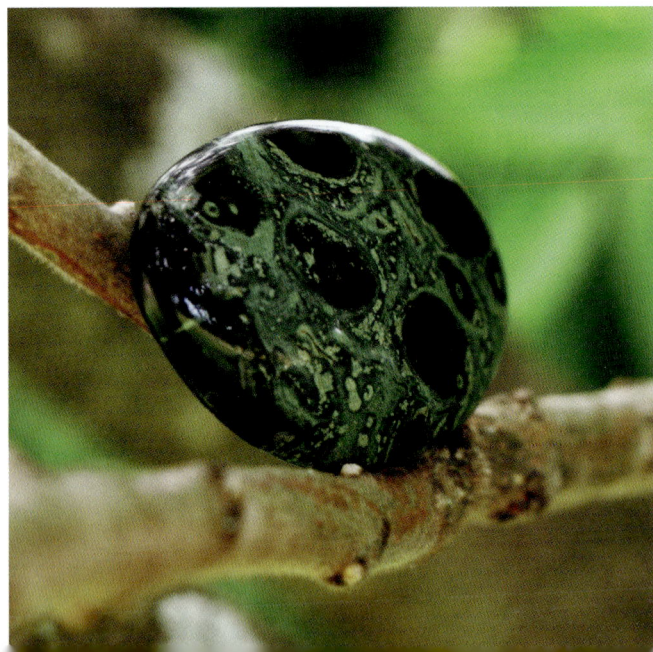

nicht. Eldarit hilft bei Hautproblemen. Siehe auch unter: Meine Erfahrungen mit Aventurin. Der Stein regt die Körperflüssigkeiten an, das ist gut gegen Erkältungen.

Meine Erfahrungen mit Eldarit

Meine erste Erfahrung mit Eldarit machte ich vor ungefähr fünf Jahren, bei meiner Freundin Annette. Ich bekam von ihr eine Edelsteinmassage. Das bedeutet, eine andere Person hat einen größeren, angewärmten Edelstein in der Hand und streicht damit über deinen Körper. Ich war zu dem Zeitpunkt sehr erkältet. Nach der Massage fing ich an, ordentlich zu schwitzen. Die Energie des Steines trieb die Erkältung aus dem Körper. Zwei Tage später war ich wieder auf den Beinen. Seitdem trage ich Eldarit und Heliotrop, sobald eine Erkältung im Anmarsch ist. Trage ich Eldarit, habe ich den ganzen Tag gute Laune. Der Stein vermittelt mir Leichtigkeit und Vertrauen ins Leben. Er spornt mich an, mehr in die Natur zu gehen. Ich trage den Stein meistens kombiniert mit Moosachat, dadurch öffne ich mich für die Elfen und Zwerge in meinem Garten und bringe auch, wenn ich Moosachat dazunehme, die nötige Geduld auf.

Fluorit

Fluorit kann durchscheinend, rosa bis violett, grün, blaugrün, gelb, braun und auch farblos sein. Es gibt einfarbige Steine, meistens hat Fluorit jedoch mehrere Farben, die blass, aber auch sehr kräftig sein können.

Fluorit lässt dich klar erkennen, was du willst und was dir wichtig ist. Wenn du den Stein trägst, wirst du dich immer wieder fragen: Ist es das, was ich wirklich will? Der Stein schenkt dir Klarheit und gibt dir Mut zum Handeln. Du wirst großen Tatendrang verspüren, wenn du den Stein trägst. Fluorit ist ein wunderbarer Lern- und Konzentrationsstein. Er unterstützt dich also in der Schule. Selbst wenn du den Stein nur auf dem Schreibtisch liegen hast, wirst du ordentlicher werden. Dein Zimmer wird meistens aufgeräumt sein, das freut bestimmt auch deine Eltern. Die Zähne werden durch den Stein gestärkt und Knochen wachsen besser. Mit Hilfe von Fluorit sollen alle möglichen Ängste verschwinden.

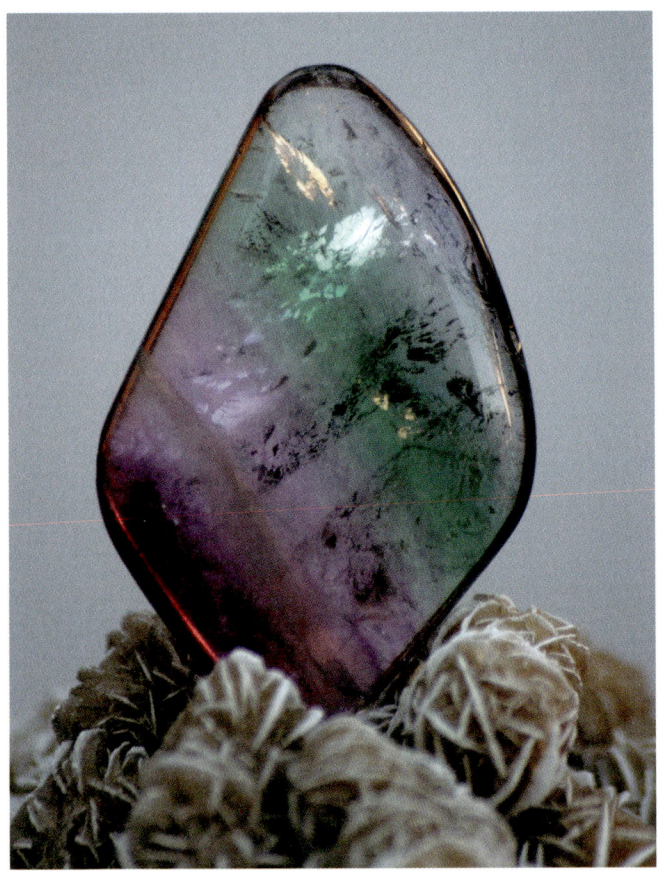

Meine Erfahrungen mit Fluorit

Manchmal bin ich trotzig und mache alles anders, als von mir erwartet wird. Das ist nicht immer richtig, aber manchmal ist es für mich einfach gut, das zu tun, was ich möchte. Dabei hilft mir der Fluorit. Wenn jemand etwas von uns möchte, ist es ganz wichtig, uns zu fragen, was wir denn wollen, auch wenn die anderen uns plötzlich schwierig finden. Es ist gut, den Fluorit oft unter fließendem Wasser zu reinigen. Achte auch darauf, dass der Stein unter der Bekleidung getragen wird, denn er zerbricht sehr leicht, z. B. wenn er aus Versehen an eine Tasse schlägt. Wanja, meine Nichte, war bei den Schularbeiten immer recht chaotisch: Sie machte ein bisschen Deutsch, dann ein bisschen Mathe, dann malte sie und so weiter. Ihre Mama legte einen Fluorit auf ihren Schreibtisch und plötzlich war er aufgeräumter und ihre Aufgaben erledigte sie eine nach der anderen.

Granat, rot

Granat kommt auch in den Farben braun oder grün vor, selten ist er schwarz. Ich beschreibe den roten Granat.

Granat ist der Stein für schwierige Situationen. Er wirkt ausgleichend und beruhigend, ganz gleich wie groß das Chaos ist. Ebenso wie Rhodonit schenkt er dir Vertrauen in deine Fähigkeiten und in das Leben. Der Stein regt den Kreislauf an. Trägst du Granat, merkst du wie deine Energie im Körper ansteigt. Vor welchen Schwierigkeiten du auch stehst, Granat schenkt dir die Unterstützung, die du benötigst. Der Stein gibt dir die Kraft, auch anstrengende Situationen zu meistern. Granat aktiviert sämtliche Kraftreserven in deinem Körper und stärkt dein Durchhaltevermögen. Der Stein lässt dich alles Angefangene zu Ende bringen. Ebenso wie Rhodonit wandelt er Wut in Verzeihen und Verständnis. Der Stein unterstützt das Immunsystem, dadurch bist du weniger anfällig für Erkältungen. Lies auch bei Mookait nach.

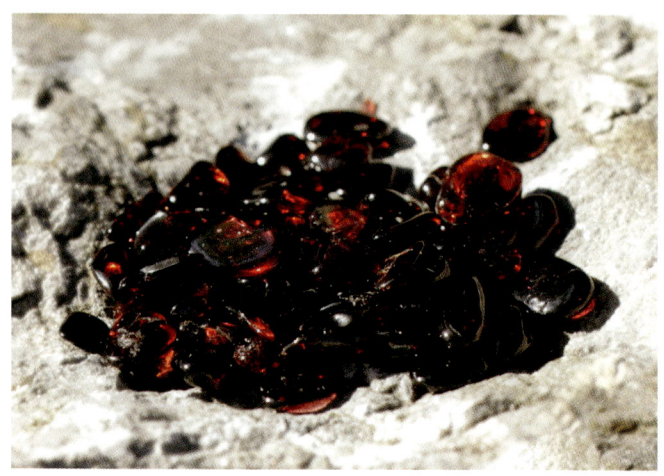

Meine Erfahrungen mit Granat, rot

Zu Anfang habe ich verschiedene Granatarten ausprobiert. Die roten und bräunlichen Granate unterscheiden sich nur in der Stärke der Wirkung. Schau, welcher dir am besten gefällt. Solltest du eine Wanderung unternehmen wollen, hilft dir Granat, diese bis zum Ende durchzustehen. So ist es mir vor dreizehn Jahren ergangen, als ich meine Schwester im Allgäu besuchte. Ich war froh, eine Granatkette zu tragen, so habe ich bis zum Gipfel in 2300 m Höhe durchgehalten. Schon oft half ich Freunden, die in einer schwierigen Situation steckten. Ich gab ihnen einen Granat, manchmal auch in der Kombination mit Rhodonit oder Bergkristall. Diese Kombinationen beruhigen sehr schnell und schaffen Selbstvertrauen. So öffnet man sich für neue Möglichkeiten. Für mich ist Granat, neben Rhodonit, der beste »Krisenbewältigungsstein«.

Heliotrop

Seine Farbe ist grün bis dunkelgrün mit roten Einschlüssen, bzw. Punkten oder Sprenkeln.

Heliotrop hilft dir, bei deiner eigenen Meinung zu bleiben und dich nicht von anderen durcheinander bringen zu lassen. Er zieht einen unsichtbaren Schutzring um dich. Du kannst die vielen Eindrücke des Tages leichter verarbeiten. Das bedeutet, wenn du am Tag viel erlebt hast, dass du am Abend trotzdem ruhig schlafen kannst und dir nicht noch tausend Gedanken im Kopf herumgeistern. Auch an schwierigen Tagen lässt dich der Stein ruhig handeln. Du weißt immer, was du tust. Heliotrop wirkt anregend, das heißt, er macht munter. Er fördert die Geduld und beruhigt bei Wut. Heliotrop hilft auch bei Erkältung. Trage den Stein direkt auf der Haut. Der Stein zieht das Fieber aus deinem Körper. Trage den Stein am besten sofort, wenn du merkst, dass du eine Erkältung bekommst.

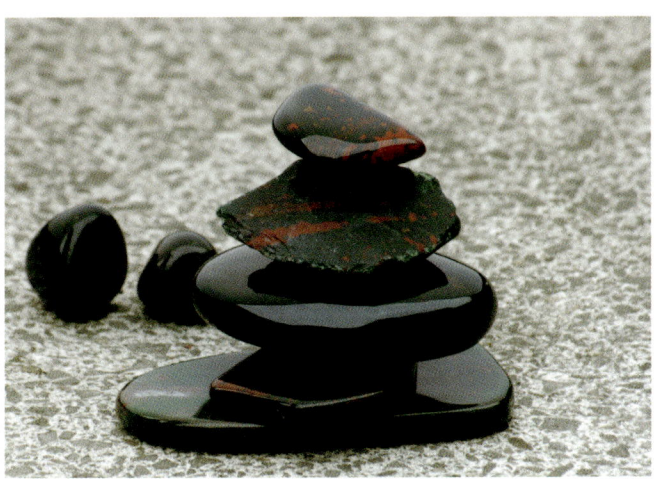

Meine Erfahrungen mit Heliotrop

Bahnt sich eine Erkältung an, trage ich einen Heliotrop am Lederband unter dem T-Shirt. Er wird ganz heiß, als würde er die Krankheit in sich aufnehmen. Durch seine Energie stellt sich Ruhe und Gelassenheit ein. Manchmal bin ich schlapp, dann lässt er die Müdigkeit verfliegen. Ein großes Problem für mich ist Geduld, was du vielleicht auch kennst. Manchmal lasse ich mir keine Zeit, etwas zu tun. Es kann gar nicht schnell genug gehen, aber dann mache ich auch oft Fehler. Trage ich Heliotrop, ändert sich mein Verhalten. Ich merke, wie gut es ist, sich Zeit zu nehmen, über manches noch einmal nachzudenken und erst dann zu handeln. Du kennst das bestimmt: Erst kommt der eine Freund und will mit dir puzzeln, dann fragt ein anderer, ob du ihm vielleicht bei den Schularbeiten helfen kannst und ein dritter will mit dir Inliner fahren. Wenn ich merke, dass ich ständig das mache, was andere wollen, dann trage ich Heliotrop, um zu erkennen, was ich selbst möchte.

Jaspis, rot

Die Farbe des Steines ist rot, braun, rostrot, manchmal auch mit hellen oder grauen Bänderungen oder Flecken. Zu rotem Jaspis zählt auch der rote Brekzienjaspis.

Roter Jaspis gibt Mut zum Handeln. Durch diese Eigenschaft hilft er dir, die eigenen Ideen in die Tat umzusetzen. Der Stein gibt dir Erdung, das heißt, er macht dich ruhiger und du vertraust darauf, dass alles richtig ist. Er stärkt den Willen. Durch die Energie des Steines bringst du deine Aufgaben zu Ende. Jaspis macht kraftvoll, zäh und ausdauernd. Sind die Aufgaben gemacht, fühlst du dich gestärkt und zufrieden. Jaspis lässt dich ehrlich zu anderen sein und du gehst ehrlich mit dir selbst um. Das heißt: Du sagst nicht ja, wenn du nein meinst. Trotzdem denkst du nicht nur an dich, sondern auch an andere. Seine Energie

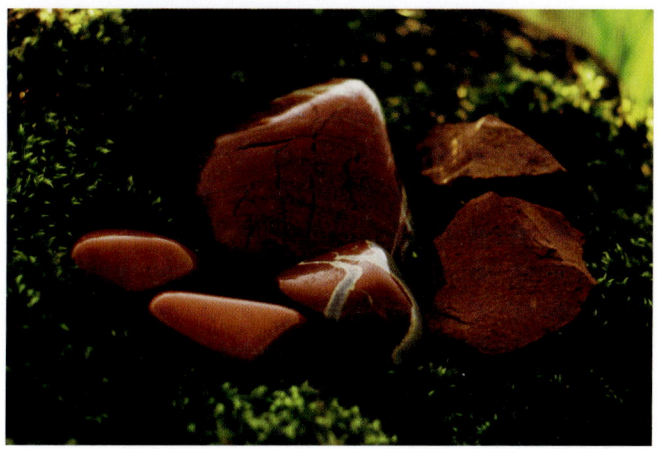

regt deinen Kreislauf und Energiefluss im Körper an. Das bedeutet, wenn du müde bist, ist er der richtige Stein, um wach zu werden.

Meine Erfahrungen mit rotem Jaspis

Obwohl der Stein mir kraftvolle Energie schenkt, erledige ich mit Ruhe und Ausdauer meine anstehenden Aufgaben. Erst wenn ich alle Arbeiten gemacht habe, bin ich zufrieden. Ich habe die Erfahrung gemacht, dass roter Jaspis bei mir mehrere Wochen braucht, bis ich etwas von seiner Wirkung merke, aber das kann bei dir ganz anders sein. Es ist immer wieder ein Ausprobieren, welches der richtige Stein ist, den du gerade brauchst. Meine Nichte Wanja trug den Stein ebenfalls über mehrere Wochen. Sie erledigte ihre Aufgaben in der Schule und zu Hause schneller, weil sie keine Zeit mehr vertrödelte und sich besser konzentrierte. Und sie hatte plötzlich viel mehr Freunde. Vorher spielte sie oft alleine.

Karneol

Er ist leuchtend orange bis rotbraun, mitunter mit weißen Flecken oder hellen Bänderungen.

Der Stein stärkt deine Standfestigkeit. Er sorgt für mehr Mut und fördert deinen Entdeckerdrang. Mit Karneol fühlst du dich, trotz der Ruhe in dir, richtig lebendig. Er sorgt dafür, dass du im Hier und Jetzt Freude fühlst. Der Stein bringt dich immer wieder auf den Punkt. Das heißt, wenn du z. B. Schularbeiten machen sollst, aber deine Gedanken wandern schon an den Badesee, dann holt Karneol deine Gedanken zurück. Besonders der orangefarbene Karneol wird bei Traurigkeit gern getragen. Der Stein wandelt Müdigkeit in Tatkraft. Gehörst du zu den Menschen, die zu wenig essen? Dann trage Karneol und du bekommst wieder mehr Hunger und isst gerne. Hildegard von Bingen wendete den Stein auch gegen Nasenbluten an.

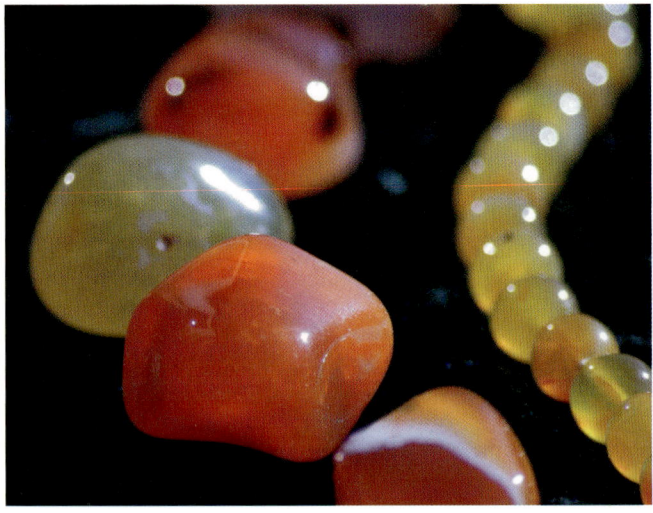

Meine Erfahrungen mit Karneol

Ich mag Karneol schon allein wegen der Farbe. Er erinnert mich so an orangefarbene Karamellbonbons, da muss ich einfach gute Laune bekommen. Karneol lässt mich mit beiden Beinen auf der Erde stehen und mutig Neues unternehmen. Ähnlich wie bei Bernstein mit einem Gefühl von Leichtigkeit, ohne dass ich vergesse, was noch zu erledigen ist. Ich kann mich besser konzentrieren, und so erledige ich meine Arbeiten eine nach der anderen. Wenn ich Karneol trage, merke ich, dass ich mutiger bin als sonst, aber ich bin dabei sanfter. Es ist, als ob mich jemand in mir anstupst und sagt: Nun mach schon, es ist gar nicht schlimm. Sollte es also Dinge geben, die du nicht gern tust, trage einfach einmal Karneol und achte auf dein Verhalten.

Labradorit

Labradorit gibt es in den Grundfarben Schwarz, Grau, Graugrün und Weiß. Bewegt man die Steine, schimmern sie in blauen, gelben und grünen Farbtönen.

Weißen Labradorit nennt man oft auch »Regenbogen-Mondstein«. Das kann aber zu Verwirrungen führen, da Labradorit und Mondstein teilweise völlig andere Wirkungen haben. Kaufst du Labradorit, solltest du wissen, dass der graue Stein sanfter in der Wirkung ist als der weiße. Labradorit bringt Klarheit in dein Denken und Handeln. Manchmal glaubt man zu wissen, was einen glücklich macht, um hinterher zu merken, dass es doch nicht das Richtige war. Trägst du Labradorit, siehst du dein Ziel sehr klar vor dir. Du merkst, wer es gut mit dir meint und ein wahrer Freund ist. Ähnlich wie bei Bernstein spürst du durch Labradorit, wozu du Lust hast und wirst aktiver. Allerdings fallen dir so viele Dinge ein, dass du ständig etwas Neues machen willst. Versuche, bei einer Sache zu bleiben. Der Stein gibt dir die nötige Klarheit. Er gibt

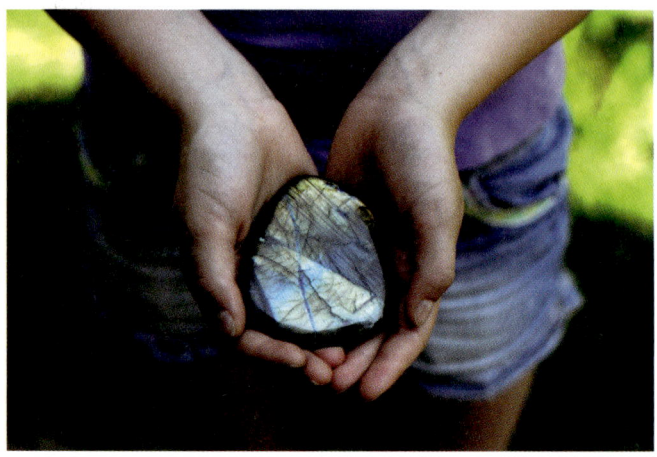

dir ein Gefühl von Sicherheit im Leben. Er stärkt deine hellseherischen Fähigkeiten. Labradorit kannst du bei Erkältungen einsetzen, besonders, wenn du frierst.

Meine Erfahrungen mit Labradorit

Labradorit gefällt mir besonders gut, da er diesen wunderschönen Lichtschimmer hat. Der Stein hat mir einmal sehr geholfen. Ich hatte jemanden kennengelernt und mich mit ihm angefreundet. Leider bemerkte ich nicht, dass derjenige ein Betrüger war. Einige Freunde warnten mich, aber manchmal will man nicht auf die anderen hören. Da gab mir eine Freundin eine Labradoritkette. Als der besagte Freund das nächste Mal kam, konnte ich das erste Mal sehen und fühlen, dass er es nicht gut mit mir meinte. Ich sah ihn nie wieder. Immer, wenn ich merke, dass ich mir etwas vormache, trage ich Labradorit. Und wenn ich vor Langeweile fast sterbe, dann nehme ich lieber Labradorit als Bernstein, da er bei mir schneller und stärker wirkt. Die Langeweile verfliegt sofort. Trage ich den Stein über einen längeren Zeitraum, dann ist meine Hellsichtigkeit verstärkt. Ich weiß meistens schon beim Klingeln, wer am Telefon ist. Ich habe gelernt, meinem Gefühl zu vertrauen.

Lapislazuli

Lapislazuli ist hell- bis dunkelblau. Je kräftiger die Farbe, desto teurer ist der Stein. Achtung: Manche Steine sind nachgefärbt. Lapis kann goldfarbene (Pyrit) und weiße (Marmor) Sprenkel enthalten.

Lapislazuli wird auch einfach Lapis genannt. Ähnlich wie bei Sodalith, sagst du, was du denkst. Trägst du Lapis, kannst du deine Wahrheit aussprechen. Das ist nicht immer das, was die anderen hören möchten, aber andererseits kannst du auch gut mit Kritik umgehen. Das bedeutet, wenn dir jemand seine Meinung über dich sagt, kannst du ruhig zuhören. Dies ist hilfreich in Schule und Beruf. Der Stein vermittelt Gelassenheit. Wut und Gereiztheit lösen sich in Luft auf.

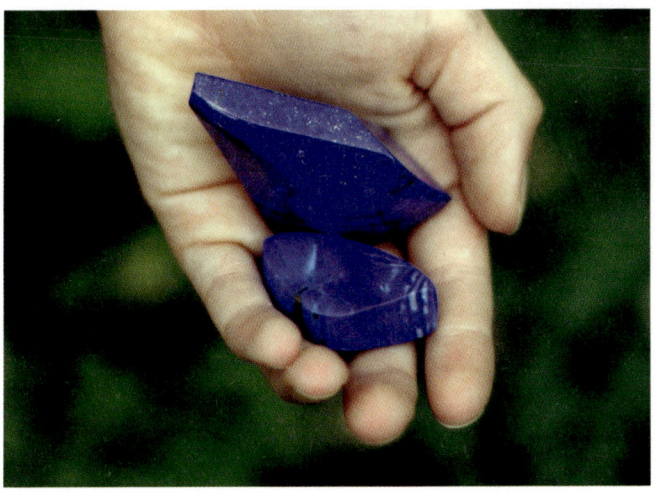

Besonders ist es, dass Lapis beruhigend oder anregend sein kann. Jeder reagiert anders auf den Stein. Du kannst es nur herausfinden, indem du es ausprobierst. Er wird neben Sodalith gern bei Halsentzündungen getragen.

Meine Erfahrung mit Lapislazuli

Ich habe sehr lange Lapislazuli getragen, bis ich eine Wirkung spürte. Es waren fast sieben Wochen. Das kann bei dir ganz anders sein. Es ist angenehm, dass ich mit Lapis niemandem böse sein kann, egal, was derjenige zu mir sagt. Lapis macht mich immer sehr aufmerksam für die Dinge, die mir wichtig sind. Ich achte dabei aber auch auf die anderen, denn Ungerechtigkeit lässt Lapis nicht zu. Ähnlich wie bei Sodalith, nehme ich bei Lapis eine gerade Haltung ein und fühle mich dadurch großartig. Durch einen aufrechten Gang unterstütze ich mein Selbstwertgefühl. Du kannst natürlich auch Lapis und Sodalith zusammen tragen, das verstärkt die Wirkung. Bei Halsschmerzen habe ich das zum Beispiel getan. Interessant war es zu beobachten, dass mein Herz manchmal schneller und an anderen Tagen langsamer schlug, sobald ich Lapis umband. Deshalb ist es wichtig, deinen Körper aufmerksam zu beobachten, wenn du Lapis oder andere Steine trägst.

Lepidolith

Lepidolith ist hell- bis dunkellila, manchmal rosa oder grau. Er enthält Glimmer, dadurch glitzert der Stein, beim Hin- und Herbewegen.

Lepidolith unterstützt dich in deiner Entwicklung. Anders als bei Karneol geht alles sehr ruhig zu. Du weißt, was du willst, und findest Wege, es zu erreichen. Dein Selbstbewusstsein wird gestärkt. Der Stein gibt dir das Gefühl, dass du alles alleine schaffst, ohne fremde Hilfe. Lepidolith lässt dich, wie Karneol, beständig an einer Sache arbeiten.

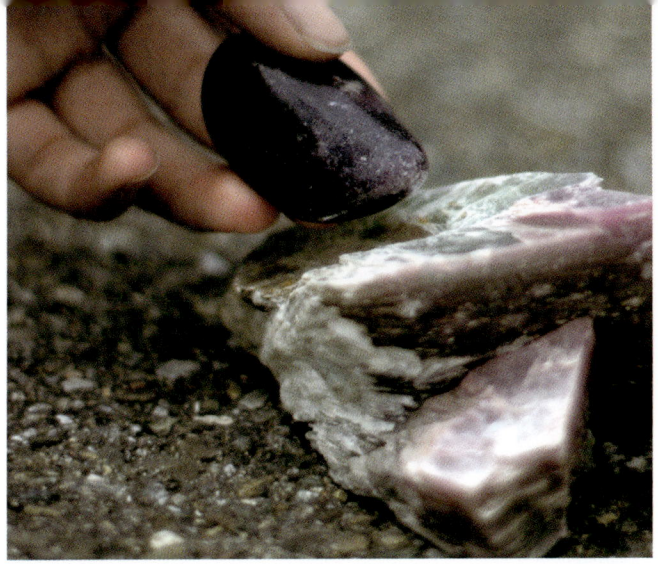

Du lässt dich nicht ablenken. Bei Schwierigkeiten mit dem Ein- oder Durchschlafen kannst du dir einen Lepidolith neben dein Bett oder unter das Kopfkissen legen. Der Stein stärkt deine Ehrlichkeit und macht dir unterdrückte Gefühle bewusst. Er lässt dich deine Gefühle erleben. Ein Beispiel: Du zeigst ein fröhliches Gesicht, aber im Innern bist du traurig. Lepidolith lässt dich dann weinen. Hinterher wirst du dich besser fühlen. Lepidolith soll ebenso wie Chrysopras und Rhodonit Schadstoffe aus dem Körper ziehen.

Meine Erfahrungen mit Lepidolith

Lepidolith ist für mich der »Einschlafstein«. Der Stein liegt immer auf dem Tisch neben meinem Bett. Es dauert zwei oder drei Nächte, bis du besser schläfst, habe ein wenig Geduld. Ich habe ausprobiert, ob ein dunklerer Stein besser wirkt, aber das ist nicht der Fall. Wichtig ist, dass der Stein dir gefällt. Weder Farbe noch Größe spielen dabei eine Rolle. Eines Morgens habe ich den Stein aus Versehen in meine Hosentasche gesteckt. Den ganzen Tag spielte ich damit herum. Ich war morgens schon gut gelaunt, aber das schlug plötzlich um. Ich weinte den ganzen Vormittag, beruhigte mich zwar immer wieder, aber es hielt bis nachmittags an. Da wurde mir bewusst, warum ich traurig war. Ich hatte nur so getan, als würde es mir gut gehen, und hatte es nicht einmal bemerkt, bis ich den Stein in die Tasche steckte. Trage ich Lepidolith, bin ich ehrlich zu mir selbst, ich kann mich nicht mehr verstellen.

Magnesit

Magnesit ist vorwiegend weiß, mit grauen Adern. Er kann aber auch gelblich-weiß, grau oder bräunlich sein.

Magnesit lässt dich ruhig und umsichtig werden. Deine Ängste verschwinden, sie werden durch Selbstvertrauen und Klarheit ersetzt. Der Stein schärft den Verstand. Deine Konzentration und deine Aufnahmefähigkeit werden erhöht. Magnesit könnte dich in allen Bereichen der Schule unterstützen. Die Energie des Steins wirkt sich positiv auf deine Gefühle aus. Bist du also eher ein Pessimist, jemand der alles negativ sieht, solltest du es mit Magnesit versuchen. Durch die Ruhe, die er dir schenkt, entspannt sich dein Körper. Magnesit hilft somit bei Nackenverspannungen, die von einer schlechten Körper- oder Sitzhaltung herrühren. Leidest du an Kopfschmerzen, kannst du es ebenfalls mit Magnesit versuchen. Mit Bergkristall zusammen hilft Magnesit bei Magenschmerzen und Verdauungsproblemen. Lege die Steine auf die schmerzende Stelle.

Meine Erfahrungen mit Magnesit

Magnesit war für mich ein eher unscheinbarer Stein. Eines Tages hatte ich Kopfschmerzen, die von meinem verspannten Nacken herrührten. Ich strich mit einer Amethyst-Druse vorsichtig über meinen Kopf, aber

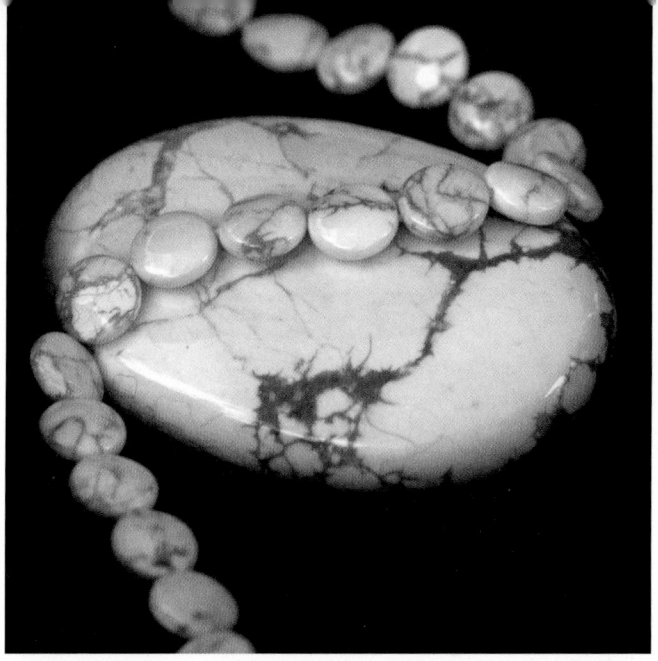

es wurde nicht besser. Eine Freundin riet mir, Magnesit auszuprobieren. Ich kaufte eine Magnesitkette und legte sie gleich an. Schon nach ungefähr einer halben Stunde wurden die Schmerzen weniger. Ich wurde ruhiger und klar im Kopf. Da wurde mir plötzlich klar, dass meine Sitzhaltung am PC völlig verkrampft war. Seitdem sitze ich gerade und in der richtigen Höhe. Ich habe Magnesit auch bei Vorträgen getragen, denn er erhöht meine Konzentration und lässt mich nichts vergessen. Magnesit ist aus meiner Stein-Apotheke nicht mehr wegzudenken. Meiner Freundin hat er bei ihren Magenproblemen geholfen. Sie legte Magnesit und Bergkristall auf den Bauch und trank alle Viertelstunde einen Schluck Kamillentee, gekocht mit Wasser, in dem rosa Moosachat gelegen hatte. (Den Stein nicht mit erhitzen!)

Mookait

Mookait ist meist mehrfarbig und opak. Die Farben reichen von Braun, Rost, Rot über Gelb bis hin zu Beige.

Mookait hilft dir, alle Eindrücke und Erfahrungen des Tages gut zu verarbeiten. Wenn du den Stein trägst, bist du gerne aktiv, aber du erledigst alles mit größter Sorgfalt und Ruhe. Du wirst genau wissen, wann es für dich wichtig ist, eine Pause einzulegen. Solltest du eher ängstlich sein, wenn es um Neues geht, dann nimm dir einen Mookait. Du merkst schon nach kurzer Zeit, dass sich deine Angst in Neugierde verwandelt. Dadurch wandelt sich Langeweile in Lebensfreude. Die Energie des Steines bringt es mit sich, dass du kontaktfreudiger wirst. Du wirst dich öfter verabreden. Durch den Stein gehst du aufmerksamer durch das Leben und wirst klarer im Kopf. Dies ist sehr nützlich in der Schule und

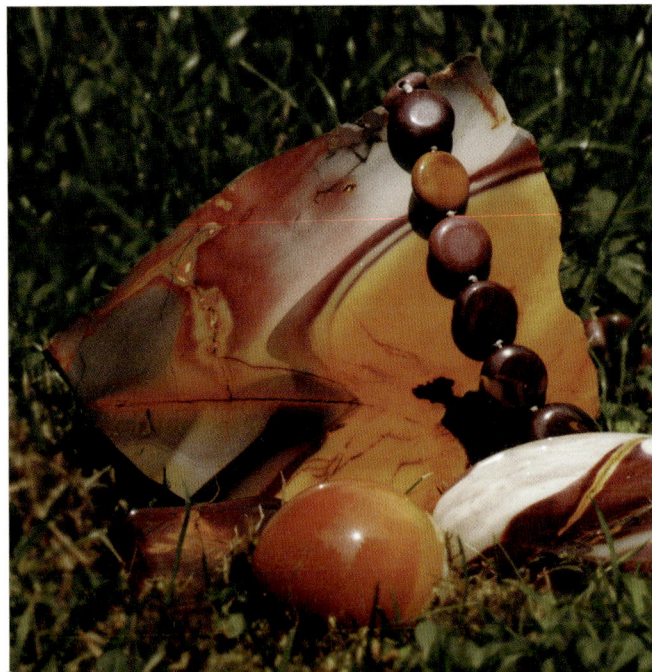

bei den Hausaufgaben. Mookait stärkt deinen Selbstwert und so auch deine Abwehrkräfte. Du bist weniger anfällig für Erkältungen.

Meine Erfahrungen mit Mookait

Mookait ist ein Stein, der bei mir sofort wirkt, sobald ich ihn trage. Sofort verspüre ich Lust, etwas zu unternehmen oder Freunde anzurufen. Manchmal spornt mich die Energie des Steines auch an, meine angefangenen Arbeiten zu erledigen, und das macht sogar richtig Spaß. Mit Mookait um den Hals spüre ich sofort, wie ich mich über alles freuen kann. Das Gute bei Mookait ist, dass ich genau merke, wenn es genug ist. Ich höre auf mein Gefühl und lege eine Pause ein. Erfrischt erledige ich später den Rest meiner Arbeit. Manchmal höre ich auch ganz auf und mache am nächsten Tag weiter. Mookait ist ein Stein, der lang vergessene Träume wieder in Erinnerung bringt. So wurde mir durch sein Tragen bewusst, wie gern ich im Winter im Süden wohnen würde. Ich trage von November bis März immer mal wieder Mookait, um meine Abwehr zu stärken. So bin ich weniger anfällig für Erkältungskrankheiten.

Moosachat, grün

Moosachat ist durchscheinend mit grünen Einschlüssen, manchmal haben die Steine weiße Flecken.

Der Stein sorgt dafür, dass du die Natur lieben lernst. Ähnlich wie Aventurinquarz, hilft der Moosachat, Kontakt mit den Naturwesen aufzunehmen. Dafür erhältst du auch die nötige Geduld. Dies kommt dir zugute, wenn du merkst, dass du nicht weiterkommst und von vorne beginnen musst. Die Energie des Steins lässt dich durchhalten. Er hüllt dich mit Ruhe und Geborgenheit ein. Wenn du Moosachat trägst, fühlst du dich einfach glücklich.

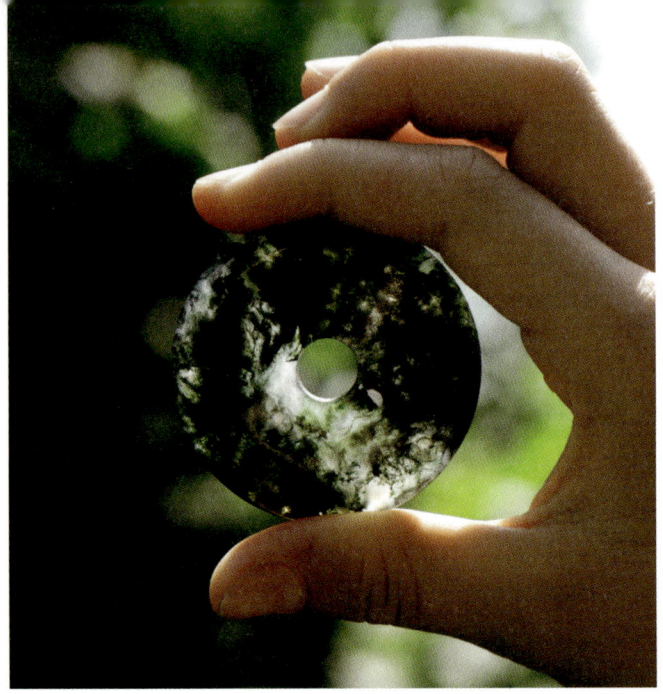

Kennst du das: Du hörst zu sehr auf andere. Moosachat hilft dir, dass du wieder mehr das machst, was du möchtest. Deine Gedanken werden klar und du kannst sagen, was dir wichtig ist. Heliotrop wird zu Beginn einer Erkältung genommen, Moosachat, wenn du die Erkältung schon länger hast, vor allem bei Husten. Er wirkt fiebersenkend und stärkt den ganzen Körper.

Meine Erfahrungen mit grünem Moosachat

Als ich Moosachat das erste Mal gegen Licht gehalten habe, war ich völlig begeistert. Man sieht wirklich eine Landschaft. Moosachat ist einer meiner Lieblingssteine, er bringt mich dem »Kleinen Volk« (Elfen und Zwerge) wieder näher, da er Geduld und Ausdauer vermittelt. Du musst allerdings fest an das Kleine Volk glauben. Versuche es in eurem Garten. Rede immer wieder mit ihnen, auch wenn du sie nicht sehen kannst, und frage, was du für sie tun kannst. Irgendwann wirst du Glück haben. Wenn ich Moosachat trage, fühle ich mich einfach gut. Es ist, als ob ich immer Glück hätte. Bei Erkältung trage ich Moosachat und Heliotrop.

Kleiner Tipp: Bei starkem Husten habe ich meinen Kindern flache Moosachatsteine auf die Brust gelegt und einen Kartoffelbeutel. Das ist ein altes Rezept von meiner Oma. Mama kocht drei Kartoffeln mit Schale weich, die in ein Handtuch gelegt und zerdrückt werden. Da herum wird ein zweites Handtuch gewickelt, damit es auf der Brust nicht zu heiß wird. Wiederhole dies zweimal am Tag.

Rhodonit

Rhodonit ist hellrosa bis intensiv rosa mit schwarzen Einschlüssen.

Wenn du das Gefühl hast, dass dich keiner versteht, dass du müde bist und deine Arbeiten nicht mehr schaffst, dann trage Rhodonit. Er nimmt dir deine Ängste und schenkt dir Vertrauen ins Leben. Es ist ein kraftvoller Stein, um Wut aufzulösen. Der Stein kann dich auch verzeihen und vergessen lassen, wenn du dich verletzt fühlst. Rhodonit hilft auch gegen Traurigkeit. Er öffnet dein Herz für dich und andere. Hast du schon mal etwas von Bachblüten gehört? Rhodonit kannst du mit Rescue-Tropfen vergleichen. Beides gibt Klarheit, wenn du durcheinander bist, zum Beispiel nach einem Schock. Er ist ein wundervoller Stein, wenn es darum geht, kleine Wunden schneller heilen zu lassen. Ähnlich wie Chrysopras, leitet er Schadstoffe aus dem Körper. Er soll besänftigend auf das Herz wirken. Ebenso wie Bergkristall, wird Rhodonit bei Schmerzen auf die betreffende Stelle gelegt. Du kannst Rhodonit auch mit Bergkristall kombinieren. So verstärkst du die Wirkung.

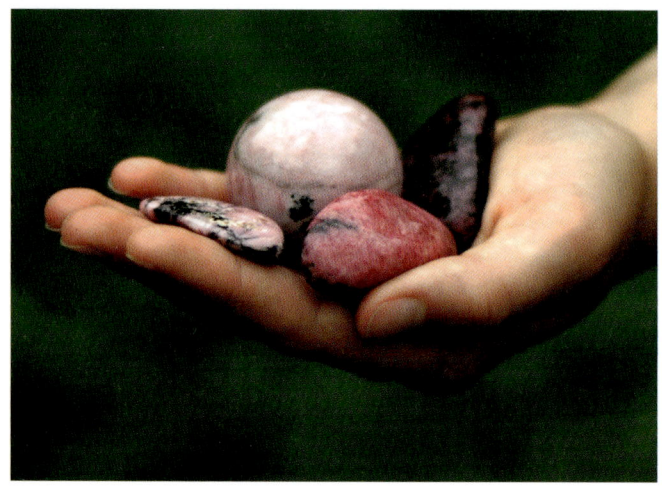

Meine Erfahrungen mit Rhodonit

Rhodonit ist für mich neben Granat einer der kraftvollsten Steine. Mein Sohn hatte einmal einen heftigen Autounfall. Er wurde mit dem Hubschrauber ins Krankenhaus geflogen, da er sich nicht bewegen und nicht sprechen konnte. Mein Gefühl sagte mir, dass ihm nichts fehlte. Im Krankenhaus legte ich ihm einen Rhodonit in die Hand. Nach ungefähr fünfzehn Minuten fing er an zu weinen und der Schock löste sich. Am nächsten Tag konnte ich ihn mit nach Hause nehmen. Bei kleinen Schnittwunden lege ich einen Rhodonit direkt auf die Wunde. Es hört nach kurzer Zeit auf zu bluten und heilt schneller. Eine Freundin von mir war eine zeitlang sehr ängstlich, fast panisch, dass sie einen Herzfehler hätte. Ich gab ihr Rhodonit und Granat in die Hand, und schon nach kurzer Zeit beruhigte sie sich. Das Herz schlug auch wieder im normalen Rhythmus. Ihr eigentliches Problem lag bei ihrem Beruf, an dem sie keine Freude hatte.

Rosenquarz

Rosenquarz ist durchscheinend bis opak, hell bis intensiv rosa, selten transparent (ganz klar). Der Stein ist von natürlichen Rissen durchzogen.

Der Rosenquarz unterstützt die Kraft deines Herzens. Du hörst auf dein Gefühl, manche würden auch sagen: Du hörst auf deinen Bauch. Trägst du Rosenquarz über längere Zeit, dann wird es für dich selbstverständlich, dass du anderen hilfst. Du kannst fühlen, wie es deinen Freunden geht. Wenn dich einmal jemand durch Worte verletzt hat und du deshalb noch traurig bist, wird dies gelöst und geheilt. Der Stein verleiht dir ein sanftes Wesen. Trotzdem weißt du genau, was du willst, und tust es auch. Ein großer Rohstein im Zimmer sorgt für eine harmonische,

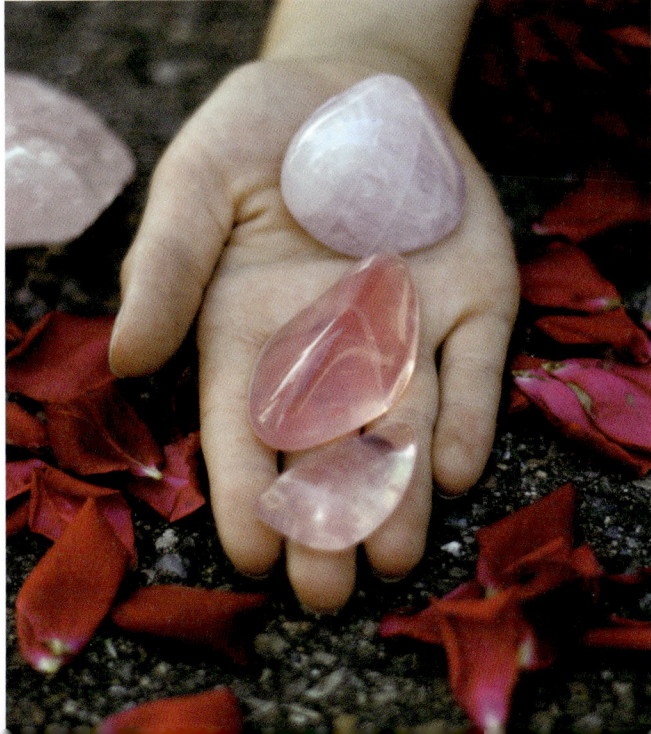

liebevolle Energie. Oft wird der Stein bei Herzproblemen eingesetzt. Schlägt das Herz unregelmäßig, wirkt der Stein ausgleichend.

Es ist mittlerweile bekannt, dass Rosenquarz – wenn er neben den Computerbildschirm gestellt wird – bewirkt, daß die Computerstrahlen weniger schädlich für uns sind.

Meine Erfahrungen mit Rosequarz

Ich fühle mich eingehüllt in eine liebevolle Wolke, wenn ich Rosenquarz trage. Traurigkeit verfliegt, weil ich plötzlich weiß, dass alles gut ist, so wie es ist. Ich vertraue meinem eigenen Gefühl und handle auch danach. Auch wenn ich sehr liebevoll bin, tue ich nur das, was sich für mich gut anfühlt. Ich bin stets hilfsbereit, lasse mich aber nicht ausnutzen. Ich bin eine Frau, die gern schnell ihre neuen Ideen umsetzt. Rosenquarz lässt mich überlegter werden. Bevor ich handele oder etwas sage, denke ich nach, ob es einen anderen verletzen könnte. Ich habe einen sehr großen Rosenquarz-Rohstein in meinem Zimmer. Er verbreitet eine liebevolle Energie. Und wenn mein Enkel mich besucht, fühlt er sich sehr wohl in dem Raum und kann gut schlafen.

Schneeflockenobsidian

Schneeflockenobsidian ist schwarz mit grauen Flecken.

Ähnlich wie Achat, führt dich Schneeflockenobsidian nach innen. Du spürst den Drang, dich zurückzuziehen. Anders als bei Achat führt der Stein dich zu Problemen, die du dir nicht gerne anschauen willst. Er hilft dir auf eine sanfte Art und Weise, dir deine Ängste oder Verletzungen anzusehen und zu überwinden. Schneeflockenobsidian wirkt beruhigend und schärft gleichzeitig den Verstand. Schon im Mittelalter wurde Obsidian als Schutzstein genutzt. Trägst du den Stein, hält er Negatives von dir fern. Er baut einen feinen Schutzschild um dich auf.

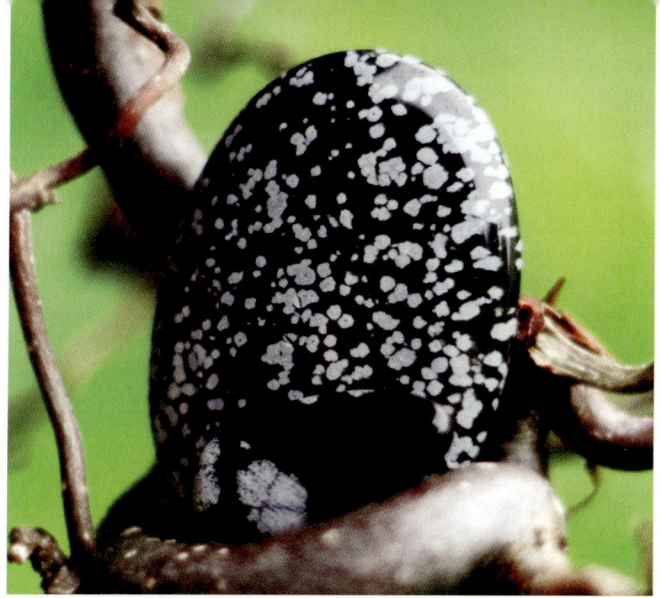

Wie bei Labradorit, stärkt auch Schneeflockenobsidian die Hellsichtig-keit. Du wirst feinfühliger. Du bekommst ein feines Gespür für den nächsten Schritt. Spontanität und Ideenreichtum helfen dir, dein Ziel zu erreichen. Der Stein fördert die Durchblutung. Die Hände und Füße sind dadurch angenehm warm. Schneeflockenobsidian lässt kleine Wunden schneller heilen.

Meine Erfahrungen mit Schneeflockenobsidian

Ich empfinde Schneeflockenobsidian als sehr sanften Stein. Damit meine ich nicht, dass es lange dauert, bis ich die Wirkung spüre. Obwohl der Stein mir Klarheit gibt, fühle ich mich liebevoll eingehüllt. Es ist fast so, als hätte ich eine Art Schutzmantel um mich herum. Trage ich Schneeflockenobsidian, bin ich entspannter. Mir wird klar, was ich möchte. Manchmal fallen mir ungewöhnliche Ideen ein, die ich sogleich in die Tat umsetze. Ich handle, ohne darüber nachzudenken, da ich innerlich weiß, dass es richtig ist. Schneeflockenobsidian schärft meine Intuition und meine Hellsichtigkeit. Mir fiel immer wieder auf, dass ich Menschen, die mich beleidigten oder verletzten, nicht mehr so wichtig nahm. Bei kleinen blutenden Wunden lege ich Rhodonit auf die Wunde, damit sie schneller verheilt. Meine Freundin findet Schneeflockenobsidian besser. Du kannst es selbst ausprobieren, wenn es soweit ist.

Sodalith

Der Stein ist mittel- bis tiefblau. Oft hat Sodalith schwarze, weiße oder graue Schlieren.

Ähnlich wie Heliotrop gibt uns Sodalith einen Schutzmantel, wenn wir ihn tragen. Das heißt, es macht dir nichts aus, wenn andere mal gemein zu dir sind. Der Stein hilft dir, zu erkennen, dass der andere eigentlich recht einsam ist und nicht die Stärke hat wie du. Durch das Tragen von Sodalith wirst du noch ruhiger, aber du überlegst genau, was du willst, und hast den Mut, dann auch zu handeln. Du weißt, was richtig und wichtig für dich ist. Du kannst sagen, was du fühlst und möchtest. In der Schule kann der Stein dir helfen, dich besser zu konzentrieren. Dadurch fällt dir das Lernen leichter. Dir wird auffallen, dass du mehr trinkst, das ist gut für deinen Körper und für dein klares Denken. Du kannst Sodalith auch bei Erkältung mit Fieber einsetzen, doch du solltest ihn zusammen mit Heliotrop tragen oder bei Husten mit Moosachat.

Meine Erfahrung mit Sodalith

Trägst du Sodalith, brauchst du Geduld, ähnlich wie bei rotem Jaspis, ehe du bemerkst, dass der Stein wirkt. So ist es mir ergangen, aber dann habe ich mich großartig gefühlt. Ich bemerkte sogar, wie ich eine

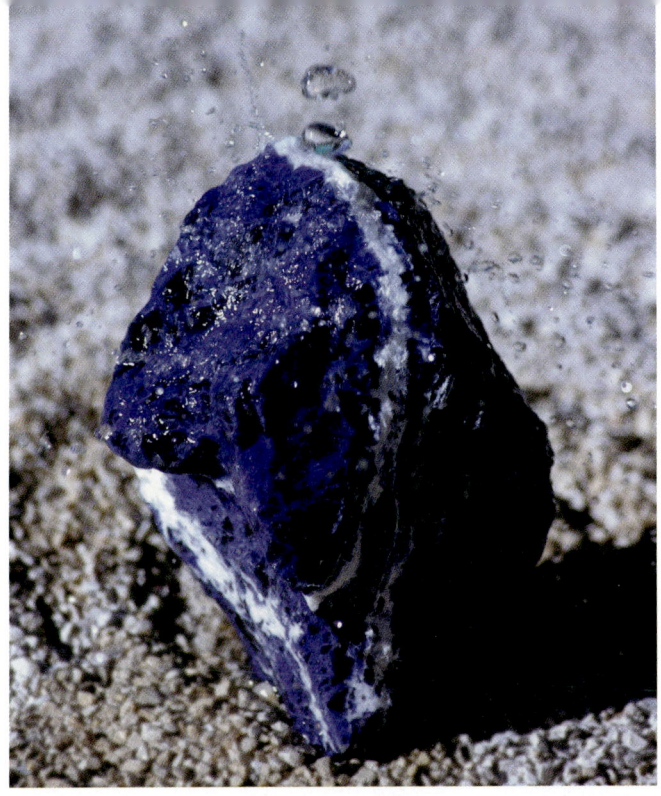

andere Körperhaltung einnahm: Ich ging ganz gerade und lächelte fast immer – wie eine Königin. Ich denke, das kommt daher, dass der Stein eine Art Schutzmantel um einen legt. Ich habe dann das Gefühl, alles ist gut. Wenn ich Sodalith trage, habe ich den Mut zu sagen, was ich meine. Es ist mir in dem Moment egal, was andere über mich denken. Mir ist auch aufgefallen, dass ich nachdenklich wurde. Es war mir wichtig, solange zu warten, bis ich mir sicher war, was ich wollte. Erst dann handelte ich. Lachen und Weinen gehören beide zum Leben. Mit Sodalith konnte ich auch weinen, wenn andere dabei waren. Es war mir nicht unangenehm, meine Gefühle zu zeigen. Bei Halsschmerzen trage ich den Stein zusammen mit Chalcedon.

Tigerauge

Tigerauge ist goldgelb bis braun. Der Stein schimmert, wenn wir ihn in die Hand nehmen und hin und her bewegen.

Tigerauge nennt man auch den »Entscheidungsstein«. Mit dem Stein fällt es dir leichter, Entscheidungen zu treffen. Mit einem Tigerauge wirst du plötzlich Lust verspüren, dich mehr zu bewegen, vielleicht gehst du zum Sport oder triffst dich öfter mit Freunden zum Versteckspielen oder Toben. Er lässt dich auch klarer denken. Beim Tragen von Tigerauge wirst du merken, dass du über viele Dinge neu nachdenkst und dich vielleicht neu entscheidest. Der Stein gibt dir das Vertrauen, dass

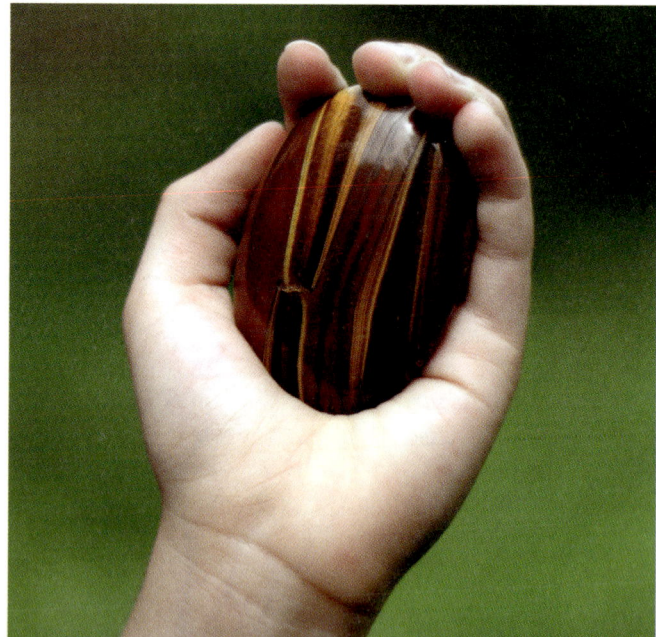

du das Richtige tust. Durch den Stein erkennst du, dass es viele Möglichkeiten im Leben gibt. Schaue, was du als nächstes unternehmen möchtest. Tigerauge gibt den Mut zum Handeln, und du bleibst ruhig dabei. Der Stein hüllt dich in eine lebendige Wärme ein, so gibt er dir einen gewissen Schutz. Tigerauge wirkt beruhigend und ausgleichend. Der Stein bringt Linderung bei Schmerzen.

Meine Erfahrungen mit Tigerauge

Kennst du das Gefühl: Du musst dich zwischen mehreren Möglichkeiten entscheiden. Alles scheint gleich gut. In dem Fall ist ein Tigerauge hilfreich. Mit Tigerauge wusste ich, was richtig für mich war. Auch, wenn ich mich mal schnell entscheiden musste, war Tigerauge eine gute Wahl. Er gibt uns den Mut, einfach den nächsten Schritt zu tun. Als ich einmal zu einem Edelsteinhändler fuhr, nahm ich meinen Papa mit. Er suchte ein Geschenk für meine Mama. Er konnte sich bei der Auswahl von zwei Edelsteinkugeln nicht entscheiden. Ich gab ihm eine Kugel aus Tigerauge in die Hand. Nach einer ganzen Weile nahm er alle drei Kugeln für meine Mama mit. Lass dich überraschen, was für Entscheidungen du treffen wirst. Es wird nicht immer so sein, wie du denkst, aber es wird für dich das Richtige sein. Durch die Wärme, die Tigerauge ausstrahlt, fühle ich mich immer beschützt.

Turmalin, schwarz

Turmalin gibt es in den Farben Blau, Grün, Rot, Rosa, Gelb, Braun und auch in Schwarz. Manche Steine enthalten mehrere Farben.

Schwarzer Turmalin schenkt dir Ruhe und Entspannung. Gerade an Tagen, an denen du aufgeregt bist, solltest du dir schwarzen Turmalin umhängen. Die Aufregung legt sich sofort. Auch wenn du viel zu tun hast und gar nicht weißt, wie du es schaffen sollst, ist er der richtige Stein. Schwarzer Turmalin ist ein guter Schutzstein. Bei Angst vor Dunkelheit

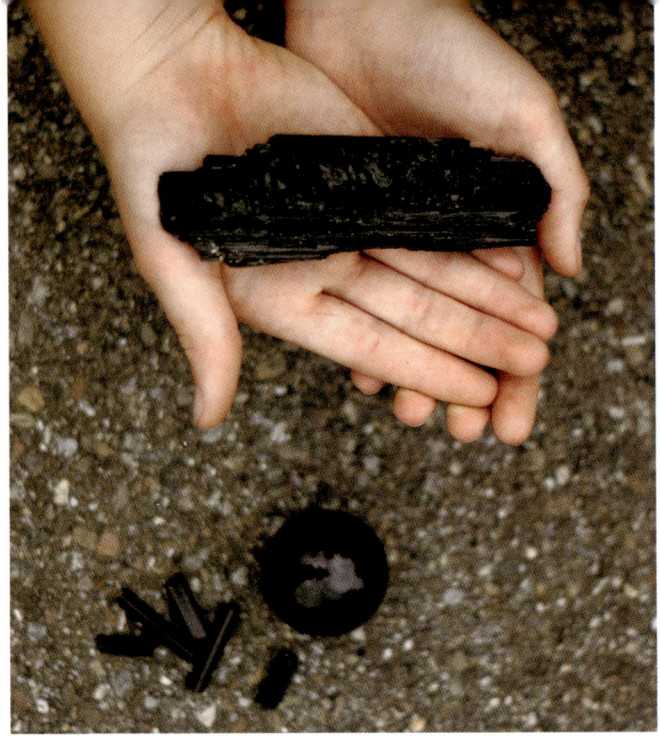

oder auch Angst vor dem Alleinsein gibt er dir ein gutes Gefühl. Auch bei Ängsten, die du nicht benennen kannst, das bedeutet, du hast Angst, weißt aber nicht wovor, hilft dir der Stein. Am besten, du trägst ihn zusammen mit Chrysopras. Deine eigenen negativen Gedanken wandelt er um und lässt dich wieder positiv denken. Er gibt dir Schutz vor anderen. Wenn jemand schlecht über dich redet, macht es dir nichts aus. Schwarzer Turmalin stärkt dein logisches Denken und unterstützt dich somit in der Schule. Der Stein wird bei Schmerzen auf die betroffene Stelle aufgelegt.

Meine Erfahrungen mit Turmalin

Schwarzer Turmalin steht direkt neben meiner Eingangstür, so habe ich immer das Gefühl, ich sei beschützt. Sehr hilfreich ist es, in seinem Zimmer in jede Ecke einen kleinen schwarzen Turmalin zu legen, dann lösen sich die Ängste in Nichts auf. Neben meinem Bett liegt zusätzlich ein Chrysopras, dann habe ich auf alle Fälle ein gutes Gefühl. Ich habe eine ganze Zeit schwarzen Turmalin getragen, um mich zu schützen. Dadurch hatte ich ein ruhiges und entspanntes Gefühl. Es machte mir auch nichts aus, mit vielen Menschen zusammen zu sein. Als mein Mann und ich unser jetziges Haus kauften, habe ich an jeder Hausecke einen schwarzen Turmalin und einen Rosenquarz vergraben. Im Haus unter dem neuen Holzfußboden liegen ebenfalls solche Steine, und jeder sagt, dass man sich bei uns richtig wohlfühlt.

Unakit

Unakit ist meistens pistaziengrün, opak, mit roten Sprenkeln. Das Grün kann mal heller mal dunkler sein.

Durch seine ruhige Energie, lässt der Stein dich geduldig werden. Wenn du nicht weißt, was du willst, trage Unakit, er gibt dir Klarheit. Du triffst dann die richtige Entscheidung. Bei Tigerauge geht es eher um schnelle Entscheidungen. Das Gefühl von Glück stellt sich ein, da du genau das tust, was du magst. Wenn du mal einen Fehler machst, wirst du dich trotzdem großartig fühlen. Das bedeutet, Unakit stärkt deinen Selbstwert. Unakit bringt dir Erholung. Das bedeutet, wenn du zuviel machst und unruhig wirst, hilft dir Unakit, rechtzeitig Pausen einzulegen. So wirst du wieder ruhiger und klarer. Wenn du lange krank warst und dich schlapp fühlst, hilft der Stein dir, dich zu erholen. Unakit wirkt heilend auf den ganzen Körper. So ist es auch ratsam, den Stein zu tragen, wenn die Krankheit vorbei ist, du aber noch nicht wieder fit bist.

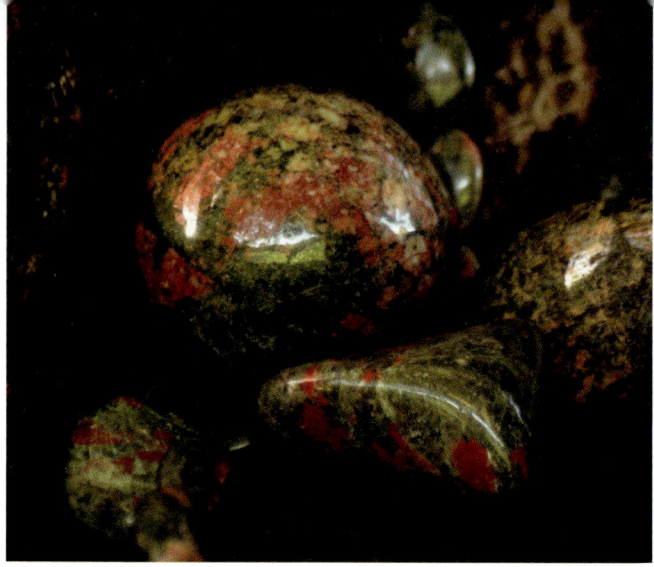

Meine Erfahrungen mit Unakit

Nach einer langen Erkältung habe ich Unakit getragen und habe mich somit recht schnell erholt. Danach habe ich dann aufgepasst, dass ich rechtzeitig Pausen mache. Meine Freundin konnte sich nie entscheiden, deshalb schenkte ich ihr einen Unakit. Nachdem sie den Stein zwei Wochen getragen hatte, war ihr klar, was für sie richtig war. Vor allem wusste sie, was sie glücklich machen würde. Ganz ruhig traf sie ihre Entscheidungen und handelte auch danach. Es gab einmal eine schwere Zeit für mich, in der ich viel weinte, weil mich ein Freund mit Worten sehr verletzt hatte. Als ich dann Unakit umband, war es, als ob meine Traurigkeit neben mir stehen würde und nicht mehr in mir. Ich wusste plötzlich, dass der Freund es gar nicht so gemeint hatte und mir nicht weh tun wollte. Ein gutes Gefühl.

Mit welchem Stein bewirke ich was?

Es kann sein, dass du manche Wörter nicht verstehst. Frage Mama, Papa oder auch Oma und lasse sie dir erklären. Du darfst mir auch gerne schreiben. Ich freue mich über Fragen genauso wie über Hilfe von dir.

Was bedeutet...	Es heißt oder bedeutet...
Albträume	schlechte Träume, die auch Angst machen können.
Allergie	du reagierst z. B. auf Staub oder Tierhaare, die Haut fängt dann an zu jucken.
bei mir bleiben	dass du darauf achtest, was deine Wünsche sind: jemand fragt ob du zum spielen kommst, du möchtest aber allein sein und sagst es auch, dann bist du bei dir geblieben.
Entwicklung	als du kleiner warst, bist du erst gekrabbelt, dann gelaufen, das nennt man Entwicklung. Du lernst immer mehr dazu.
Erdung	du weißt, du bist beschützt und ruhig und hast das Vertrauen, dass alles gut ist, wie es ist.
Gute Energie im Zimmer	dass manche Steine so viel liebevolle Energie in die Luft abgeben, dass sich jeder in dem Raum wohlfühlt.
Harmonie	alles ist schön, du fühlst dich richtig zufrieden und gut.
Hellseherisch	du weißt Dinge, die erst noch geschehen werden
Im Jetzt sein	dass du mit deinen Gedanken genau bei dem bist, was du gerade tust: Wenn du gerade in der Schule bist, ist es wichtig zu hören, was die Lehrerin sagt und nicht an den Nachmittag zu denken, sonst verpasst du etwas Wichtiges.
Lebenslust	du hast Spaß am Leben, du freust dich auf jeden neuen Tag.

Mitgefühl	z. B.: Der Papa deiner Freundin arbeitet auf einem Schiff und kommt selten nach Hause. Deine Freundin ist traurig darüber. Obwohl dein Papa jeden Abend nach Hause kommt, kannst du deine Freundin verstehen, du fühlst mit ihr.
Nach innen gehen	du schaust dir bewußt deine Gefühle und Gedanken an.
Naturwesen	z. B.: Elfen, Zwerge, Feen, Baumwesen und viele mehr.
Durchhalte-vermögen	(= Ausdauer, = Nicht aufgeben) dass du weitermachst, du probierst es solange, bis du das, was du erreichen willst, geschafft hast.
Schwellung	wenn du dich stößt, z. B. am Fuß und der wird dann dick, dann sagt man er schwillt an.
Seelische Verletzung	wenn jemand gemein zu dir ist, dann bist du traurig. Am Körper tut dir nichts weh, aber in dir drin, da tut es weh.
Selbstwert	wenn du weißt, dass du ein wundervoller Mensch bist, auch wenn du mal einen Fehler machst, dann hast du einen starken Selbstwert.
z. B.	Abkürzung von: zum Beispiel

In der folgenden Übersicht werden häufig mehrere Steine genannt. Welcher genau für dein Anliegen der richtige ist, findest du heraus, wenn du bei dem betreffenden Stein nachliest.

Thema/Problem		Welcher Stein kann helfen?
A	Abschied	Amethyst
	Abwehrkräfte	Mookait
	Aktiv sein	Mookait
	Abträume	Chrysopras
	Allergien	Aventurinquarz
	Angst	Chrysopras, Eldarit, Fluorit, Magnesit, Mookait, Rhodonit, Schneeflockenobsidian, Turmalin
	Auf das Gefühl hören	Aventurinquarz
	Aufmerksamkeit	Lapislazuli, Mookait
	Aufnahmefähigkeit	Magnesit
	Aufräumen	Fluorit
	Ausdauer	Achat, Jaspis, Moosachat
B	Bauchweh	Achat, Amazonit, Bernstein, Magnesit
	Bei mir bleiben	Heliotrop, Moosachat
	Beruhigen	Heliotrop, Labradorit, Schneeflockenobsidian, Turmalin

Thema/Problem		Welcher Stein kann helfen?
	Bewegung	Tigerauge
C	Computer	Rosenquarz
D	Dein Weg	Amazonit
	Druck	Eldarit
	Durchfall	Bergkristall
	Durchhaltevermögen	Amazonit, Granat, Jaspis, Moosachat
E	Ehrlichkeit	Jaspis, Lepidolith
	Energie	Amazonit, Bergkristall, Calcit, Granat, Heliotrop, Jaspis, Karneol
	Entdeckungsdrang	Karneol
	Entscheidungen	Chalcedon, Tigerauge, Unakit
	Entspannung	Amazonit, Turmalin
	Entwicklung	Karneol, Lepidolith
	Erdung	Achat, Jaspis, Karneol
	Erholung	Unakit

Thema/Problem	Welcher Stein kann helfen?	Thema/Problem	Welcher Stein kann helfen?
Erinnern	Achat	Gute Energie	Amethyst, Rosenquarz
Erkältung	Granat, Heliotrop, Labradorit, Moosachat, Mookait, Sodalith	**H** Halsschmerzen	Chalcedon, Sodalith
F Feinfühligkeit	Schneeflockenobsidian	Handeln	Achat, Amethyst, Calcit, Heliotrop, Jaspis, Rosenquarz, Sodalith, Tigerauge
Fieber	Bergkristall, Heliotrop, Moosachat, Sodalith	Harmonie	Rosenquarz
Freude/ Fröhlichkeit	Apatit, Bernstein, Chrysopras, Eldarit, Karneol	Haut	Aventurinquarz, Calcit, Chrysopras, Eldarit
Frieren	Labradorit, Schneeflockenobsidian	Heimweh	rosa Calcit
		Hellseherisch	Labradorit
G Gedanken	Amazonit, Aventurinquarz, Bergkristall, Sodalith, Tigerauge, Turmalin	Herz	Rhodonit, Rosenquarz, Schneeflockenobsidian
Gedächtnis	Calcit	Hilfsbereitschaft	Rosenquarz
Gefühl	Amazonit, Aventurinquarz, Lepidolith, Magnesit, Rosenquarz, Sodalith	Hunger	Karneol
Geborgenheit	Achat, Moosachat	Husten	Moosachat
Geduld	Heliotrop, Moosachat, Sodalith, Unakit	**I** Ich tue zu viel	Unakit
Gelassenheit	Eldarit, Lapislazuli	Ideen	Aventurinquarz, Calcit, Jaspis, Schneeflockenobsidian
Glauben an mich	Apatit, Bernstein		
Glück/glücklich	Amazonit, Moosachat, Labradorit, Unakit	Im Jetzt sein	Karneol

Thema/Problem	Welcher Stein kann helfen?
Innere Stärke	Achat, Apatit
J Juckreiz	Aventurinquarz, Calcit, Chrysopras
K Klarheit	Amazonit, Amethyst, Apatit, Bergkristall, Eldarit, Fluorit, Heliotrop, Labradorit, Magnesit, Mookait, Rhodonit, Sodalith, Tigerauge, Unakit
Knochen	Apatit, Calcit, Fluorit
Kompromiss- bereitschaft	Eldarit
Kontaktfreude	Mookait
Konzentration	Achat, Amethyst, Fluorit, Karneol, Lapislazuli, Magnesit, Sodalith
Kopfschmerz	Amethyst
Kraft, kraftvoll	Granat, Jaspis
Krämpfe	Amazonit
Kreativität	Chrysopras, Bernstein, Labradorit, Tigerauge
L Langeweile	Apatit, Bernstein, Mookait, Tigerauge

Thema/Problem	Welcher Stein kann helfen?
Lebenslust/ Lebensfreude	Bernstein, Chrysopras, Labradorit, Mookait, Tigerauge
Leichtigkeit	Bernstein, Chalcedon, Chrysopras, Karneol
Lernen	Fluorit
Lösungen	Bergkristall
M Mitgefühl	Chalcedon, Jaspis, Rosenquarz
Müdigkeit	Calcit, Jaspis, Rhodonit
Mut	Fluorit, Jaspis, Karneol, Sodalith, Tigerauge
N Nach innen gehen	Achat, Aventurinquarz, Schneeflocken- obsidian
Nachdenken	Tigerauge
Nasenbluten	Karneol
Naturwesen	Aventurinquarz, Chrysopras, Eldarit, Moosachat
Nein sagen können	Achat, Heliotrop, Moosachat
Neues	Aventurinquarz, Calcit, Chrysopras, Karneol, Mookait

Thema/Problem	Welcher Stein kann helfen?	Thema/Problem	Welcher Stein kann helfen?
O Optimismus	Magnesit	Schmerzen	Achat, Bernstein, Rhodonit, Tigerauge, Turmalin
Ordnung	Fluorit	Schock	Rhodonit
P Pausen	Unakit	Schule	Achat, Amethyst, Calcit, Magnesit, Mookait, Sodalith, Tigerauge, Turmalin
Problem allgemein	Bergkristall	Schutz	Achat, Bergkristall, Bernstein, Heliotrop, Karneol, Schneeflockenobsidian, Sodalith, Tigerauge, Turmalin, Rosenquarz
R Reden	Chalcedon, Sodalith	Schwellung	Bergkristall
Ruhe	Achat, Amazonit, Amethyst, Apatit, Aventurinquarz, Heliotrop, Karneol, Labradorit, Lepidolith, Magnesit, Mookait, Moosachat, Sodalith, Tigerauge, Turmalin, Unakit	Schwierigkeiten	Chrysopras
		Seelische Verletzung	Rosenquarz
Rückzug	Achat, Schneeflockenobsidian	Selbstwert	Amazonit, Aventurinquarz, Chrysopras, Lapislazuli, Lepidolith, Mookait, Unakit
S Sagen was du denkst	Heliotrop, Sodalith	Sicherheit	Bergkristall, Labradorit
Sanftheit	Rosenquarz	Sorgen	Eldarit
Schadstoffe	Chrysopras, Lepidolith, Rhodonit	Spontanität	Schneeflockenobsidian
		Standfestigkeit	Karneol
Schlaf	Chrysopras, Heliotrop, Lepidolith	Stärke	Achat, Apatit
		Staunen	Chrysopras

Thema/Problem	Welcher Stein kann helfen?
Strahlung	Rosenquarz
Streit	Chalcedon
T	
Tatkraft	Jaspis, Karneol
Trauer, traurig	Amethyst, Chalcedon, Karneol
Träume	Amethyst, Chrysopras
Trinken	Sodalith
U	
Übelkeit	Bergkristall
Umsichtig	Magnesit
Ungerechtigkeit	Lapislazuli
V	
Vergeßlichkeit	Achat
Verletzungen	Rhodonit, Schneeflockenobsidian
Verlust	Amethyst
Verspieltheit	Eldarit
Verstand	Schneeflockenobsidian
Vertrauen	Amazonit, Apatit, Chrysopras, Granat, Jaspis, Magnesit, Rhodonit, Tigerauge

Thema/Problem	Welcher Stein kann helfen?
W Was ist mir wichtig/was möchte ich	Achat, Amethyst, Calcit, Fluorit, Heliotrop, Lepidolith, Moosachat, Rosenquarz, Sodalith
Willenskraft	Apatit, Rosenquarz
Wohlfühlen	Amethyst
Wunden	Rhodonit, Schneeflockenobsidian
Wut	Apatit, Granat, Heliotrop, Lapislazuli, Rhodonit
Z Zahnschmerz	Bernstein
Zähne	Apatit, Fluorit
Ziel	Apatit, Labradorit
Zufriedenheit	Bergkristall, Jaspis

Sternzeichen und Steine

In jedem Sternzeichen findest du einen Teil der Jahreszeit wieder, in der du geboren bist. Schaue dir an deinem Geburtstag einmal die Natur an. Sie zeigt dir einen Teil deines Wesens. Passend zu deinem Sternzeichen gibt es Edelsteine, die dich unterstützen können. Ich habe jeweils zwei oder drei Steine für jedes Sternzeichen ausgesucht. Wenn du dich mit den Steinen beschäftigst, wirst du sehen, dass es viel mehr Steine gibt, die dich unterstützen können.

In welchem Sternzeichen bist du geboren?

Widder 21.3. - 20.4.

Der Widder steht am Anfang der Sternzeichenreihe, er steht für den Aufbruch. Die Natur explodiert, das heißt, überall in der Natur brechen die ersten Blumen durch das Erdreich. Du bist ein Kind, das gern etwas Neues ausprobiert. Also gehst du gern auf Entdeckungsreise. Manchmal sprudelst du über vor lauter Tatendrang. Es ist schön zu sehen, dass du an deine Ideen glaubst. Es gehört viel Mut dazu, Dinge zu tun, die noch kein anderer vor dir gemacht hat. Hin und wieder willst du allerdings mit dem Kopf durch die Wand, weil du ungeduldig bist.

Amethyst: Manchmal bist du ungeduldig und unruhig, dann hilft dir Amethyst, zur Ruhe zu kommen. Du kannst abwarten und handelst im richtigen Augenblick.

Rosenquarz: Bevor du mal wieder mit dem Kopf durch die Wand willst, trage Rosenquarz, er lässt dich liebevoll mit dir und anderen umgehen.

Stier 21.4. - 20.5.

Alles blüht in der Natur. Es scheint, als könnte es nicht schöner werden. Der Frühling zeigt sich von seiner reizvollsten Seite. Als Stierkind genießt du, was jetzt da ist. Du bist glücklich und zufrieden mit dem, was du hast. Daher fallen dir auch Veränderungen schwer. Wenn dich jemand ärgert, kannst auch du wie der Widder deine Hörnchen herausholen und wütend werden, aber genauso schnell ist alles wieder vergessen.

Aventurinquarz: Dieser Stein lässt dich zur Ruhe kommen, wenn du dich selbst unter Druck setzt, weil du glaubst, dass alles schneller gehen muss.

Moosachat: Der Stein bringt dich der Natur näher. Er zeigt dir, wenn du Erholung brauchst und wie die Natur dir helfen kann. Lehne dich mit dem Rücken an einen Baumstamm und schließe die Augen. Kannst du die Kraft des Baumes spüren?

Rosenquarz: Der Stein öffnet den manchmal zurückhaltenden Stier für andere. Du schließt schneller Freundschaften.

Zwilling 21.5. - 21.6.

Jetzt geht es auf den Sommer zu. Das Grün der Blätter ist nicht mehr hell leuchtend, wie im Frühling, sondern satt dunkelgrün. Es blühen vielerlei Arten von Blumen und Büschen. Als Kind dieser Zeit fällt es dir schwer, nur eine Sache zu machen, wenn es doch so viele schöne Möglichkeiten gibt. Dir ist es wichtig, mit anderen über deine Erfahrungen zu sprechen oder sie aufzuschreiben. Du hast einen wachen Verstand, so siehst du jede Situation von verschiedenen Seiten. Das bedeutet, du hast nicht nur deine Meinung, sondern kannst auch deine Freunde verstehen.

Karneol, gelb: Bei deinen vielen Ideen im Kopf hilft dir Karneol, dich zu konzentrieren. Er gibt dir die Erdung (Kraft aus der Erde), in Ruhe eines nach dem anderen zu tun.

Tigerauge: Wenn du zu viel willst, ist es gut, dich zu entscheiden und auf einiges zu verzichten. Tigerauge ist der Stein für Entscheidungen. Du wirst wissen, was das Richtige für dich ist.

Krebs 22.6. - 22.7.

Es steht alles in voller Entfaltung, der Sommer ist da. Manchmal ist einem die Sonne schon zuviel. Als Krebskind fühlst du sehr viel. Wenn andere mit dem Kopf entscheiden, dann tust du es mit dem Gefühl. Trau dich und vertraue deinem Gefühl. Du liebst dein Zuhause und brauchst es auch, um dich manchmal zu verkriechen. Du bist für deine Freunde da, wenn jemand deine Hilfe braucht. Manchmal ist es auch gut, nein zu sagen, wenn du müde bist oder lieber alleine wärst.

Amazonit: Deine Gefühle sind einmal himmelhoch jauchzend, dann wieder tieftraurig. Amazonit bringt den Ausgleich.

Bernstein: Der Stein gibt dir ein ständiges leichtes Glücksgefühl, sodass du dich nur noch selten verkriechst.

Chalcedon, blau gebändert: Du bist eher schüchtern. Chalcedon lässt dich sagen, was du sagen möchtest.

Löwe 23.7. - 23.8.

Die Natur zeigt sich von ihrer prächtigsten Seite. So bist auch du, und du möchtest gesehen werden. Während der Krebs lieber am Rand steht, bist du gern im Mittelpunkt. Du strahlst viel Lebenskraft und Wärme aus. Du bist von Natur aus großzügig, das bedeutet, du beschenkst deine Freunde gerne. Als Löwe willst du selbst bestimmen, was für dich richtig ist. Bei einer Niederlage kann es auch einmal sein, dass du beleidigt bist und dich zurückziehst.

Bergkristall: Du weißt, was du willst. Doch manchmal ist es gut, auch andere Meinungen zu hören und neu zu entscheiden. Bergkristall hilft dir, Klarheit zu gewinnen.

Tigerauge: Nicht nur die Dinge, die du besitzt (ein tolles Fahrrad, schönes Spielzeug, ein großes Kinderzimmer) sind wichtig. Der Stein zeigt dir, dass Mut und Großzügigkeit, die Eigenschaften in deinem Innern, genauso wichtig sind.

Jungfrau 24.8. - 23.9.

Es ist die Zeit vor dem Herbst. Was im Hochsommer noch kräftig und prachtvoll erschien, ist jetzt ruhig und besonnen. Wir haben Altweibersommer. Wenn du morgens sehr früh nach draußen gehst, siehst du überall Spinnenweben, in denen der Morgentau glitzert. Es ist die Zeit der Ernte, die Früchte des Sommers werden eingebracht. Die Natur ordnet sich neu, es beginnt der Herbst. Du bist auch jemand, der gerne alles geordnet hat. Du brauchst nicht viel, um glücklich zu sein. Du drückst dich nicht vor den Hausaufgaben; was erledigt ist, ist schließlich fertig. Gefühle behältst du eher für dich, und es ist wichtig, dass deine Ordnung nicht durcheinander gerät.

Amazonit: Zu deinem klaren Verstand, den du mitbringst, gibt der Amazonit dir das Bauchgefühl. Beides ist für Entscheidungen wichtig.

Karneol: Du hast sehr viel Energie, manchmal hältst du sie zurück. Karneol schenkt dir die Kraft der Erde. Du hast das Vertrauen, alle Energie herauszulassen.

Waage 24.9. - 23.10.

Bislang war es sonnig und lange hell. Nun beginnt der Herbst. Die Tage werden kürzer, und es wird früher dunkel. Es ist die ruhige Zeit vor den Stürmen. Du liebst die Harmonie. Du magst keinen Streit, deshalb bist du bemüht, immer wieder Frieden zu stiften. Das ist keine einfache Aufgabe. Manchmal kann ein Streit auch reinigend sein. Du bist ein Kind, das schöne Dinge liebt, und teilst auch gerne mit anderen. Es ist schön, dass du auch mit dir allein glücklich sein kannst.

Heliotrop: Als Waagekind möchtest du es allen recht machen. Heliotrop lässt dich glücklich sein, auch wenn die anderen einmal nicht deiner Meinung sind.

Rosenquarz: Der Stein vermittelt dir Mitgefühl für dich selbst, wenn du dich verletzt fühlst.

Sodalith: Sodalith lässt dich dein Leben so leben, wie du es willst. Du machst dich frei von den Meinungen der anderen.

Skorpion 24.10. - 22.11.

Im Frühjahr keimen neue Blätter, im Sommer stehen die Bäume in voller Blätterpracht und im Herbst verlieren sie ihre Blätter, um dann nach dem Winter wieder neu auszuschlagen. Im Herbst wandelt sich alles. Die Natur zieht sich zurück. Als Kind im Skorpion ziehst auch du dich oft in dein Inneres zurück. Und deshalb solltest du erkennen, dass deine innere Welt genauso wichtig ist, wie die Dinge, die du besitzt. Egal, was du anfängst, du bringst es auch zu Ende. Wenn dir etwas nicht gefällt, holst du manchmal deinen »Stachel« heraus, das heißt, du verletzt Kinder und auch Erwachsene mit deinen Worten.

Achat mit Bergkristall: Der Stein gibt dir die Ruhe und Kraft, deine Gefühle anzusehen. Er macht dich stark, egal was passiert.

Fluorit: Du erkennst durch den Stein, dass nicht nur du Recht hast.

Rosenquarz: Rosenquarz lässt dich liebevoll mit deinen Mitmenschen umgehen.

Schütze 23.11. - 21.12.

Herbststürme fegen über das Land. und bald zeigt sich der erste Schnee. Die Natur muss dem wechselhaften Wetter standhalten. Als Schützekind hast du sehr viel Durchhaltevermögen. Du brauchst die Abwechslung in deinem Leben, deshalb verreist du gerne. Es ist dir wichtig, dass es allen gut geht, du denkst nicht nur an dich selbst. Du liebst es, mit anderen zusammen zu sein. Von Natur aus bist du ein fröhliches Kind. Hin und wieder neigst du dazu, dich zu wichtig zu nehmen, und vergisst dabei die anderen.

Aventurinquarz: Wenn deine Unternehmungen zu viel werden, dann trage diesen Stein, um ruhiger zu werden.

Unakit: Du liebst die Abwechslung und probierst gern Neues. Unakit zeigt dir den Weg, der zu deinem Glück führt.

Chalcedon, blau gebändert: Manchmal zeigst du ein fröhliches Gesicht, obwohl dir etwas nicht gefällt. Dieser Stein gibt dir den Mut zu sagen, was du wirklich denkst.

Steinbock 22.12. - 20.1.

Jetzt ist der Winter endlich da. Die Natur hat sich vollkommen zurückgezogen. Es ist die Zeit des Wartens und der Stille, der Dunkelheit und der Kälte. So sind auch die Kinder dieses Sternzeichens. Du bist standfest und hast großes Durchhaltevermögen. Alles was du tust, erledigst du mit großer Ruhe. Wenn du etwas Neues planst, überlegst du sehr lange, wie du es machen könntest und wann die richtige Zeit dafür wäre. Manchmal vergisst du dabei das Handeln. Im Gegensatz zum Schützekind kannst du sehr gut allein sein. Du brauchst deine Zeit für dich.

Labradorit: Dieser Stein verbindet Ruhe und Aktivität. Das heißt, auch wenn du gerne die Füße hochlegen würdest, fordert dich der Stein auf zu handeln.

Calcit: Manchmal bist du zu ernst. Calcit bringt Fröhlichkeit und Schwung in dein Leben.

Tigerauge & Berkristall: Du bist eher zurückhaltend, wenn es um Entscheidungen geht. Durch diese beiden Steine entscheidest du klar, was du willst, und handelst dann auch.

Wassermann 21.1. - 19.2.

Die Erde wacht aus ihrem Schlaf langsam auf. Die ersten Schneeglöckchen zeigen sich und weisen auf eine neue Zeit hin. Du bist eher ungeduldig und hast viele neue Ideen. Im Denken bist du sehr klar und schnell. Es ist dir wichtig, frei zu sein, das heißt, du magst es nicht, wenn dir jemand Vorschriften macht. Du willst deinen eigenen Weg gehen. Du weißt, was du willst, doch einen Moment später kann es schon etwas anderes sein, denn du hast viele Ideen.

Fluorit: Wenn du zu viele Ideen hast, kannst es dich verwirren. Fluorit bringt Ordnung in deine Gedanken.

Unakit: Der Stein gibt dir die Geduld, eine Idee nach der anderen umzusetzen.

Amazonit: Wenn du zu viel willst, wirst du hektisch und ungerecht. Der Stein gibt dir die nötige Ruhe. Er zeigt dir, wie wichtig es ist nicht nur nach dem Verstand, sondern auch nach dem Gefühl zu handeln.

Fische 20.2. - 20.3.

Die Natur weiß noch nicht so recht, was sie will. Die Blumen wollen endlich aus der Erde. Die Blätter an den Bäumen und Büschen fangen an zu treiben. Es sieht nach Aufbruch aus. Plötzlich fängt es wieder an zu schneien, und alles ist ruhig. So sind auch die Kinder des Sternzeichen Fische: Mal voll Energie und Tatendrang und dann wieder verträumt, ruhig und müde. Du hast nicht den klaren Verstand des Wassermanns, du erfühlst alles. Manchmal weißt du schon im Voraus, ob etwas für dich gut oder nicht so gut ist, obwohl du es gar nicht kennst. Das ist dann oft schwierig für dich, da dich deine Eltern oder Freunde nicht verstehen, wenn sie solche Gefühle nicht kennen. Lerne, dir selbst zu vertrauen.

Achat: Du hilfst gerne, aber manchmal ist es dir zuviel. Achat hilft dir, dich abzugrenzen. Du kannst auch mal nein sagen.

Amethyst: Ich bin selbst auch Fisch. Wenn ich am Tag zu viel träume, dann trage ich Amethyst. Er holt mich auf die Erde zurück. Das heißt, ich sehe wieder, was ich im Alltag tun muss.

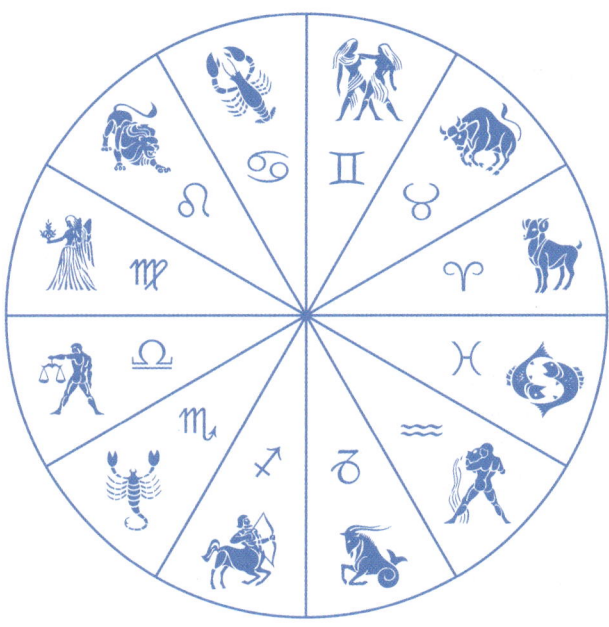

Fragen und Antworten

Wo kaufe ich meine Steine?
Kaufe nur im Fachgeschäft. Am besten wäre es in Geschäften, die ihre Steine kontrollieren lassen. Sie können dies durch ein Schriftstück, das GKS-Siegel, belegen (Gemmologisch kontrollierte Steinqualität).

Dürfen meine Steine von anderen angefasst werden?
Ja, wenn du es erlaubst. Sei ehrlich dabei.

Darf ich meinen Stein verleihen?
Das darfst du. Es soll sich für dich gut anfühlen. Hinterher reinige den Stein.

Kann ich einen falschen Stein aussuchen?
Nein, du und der richtige Stein finden immer zusammen.

Wie lange trage ich den Stein?
Trage ihn solange du möchtest, oder bist du ihn vergisst.

Wann reinige ich den Stein?
Erst, wenn du ihn nicht mehr brauchst. Es sei denn, du hast das Gefühl, es wäre nötig. Zwischendurch kannst du ihn unter fließendem Wasser abspülen.

Dürfen Mama oder Papa den Stein aufladen?
Natürlich dürfen sie das.

Können sich Steine verändern?
Ja, manchmal werden sie matt oder die Farbe wird heller. Manche Steine bekommen Risse.

Können die Steine ihre alte Farbe wiederbekommen?

Du kannst Verschiedenes ausprobieren:

◆ Hole Erde aus dem Garten und gib sie in einen Topf. Lege den Stein für ein paar Tage in die Erde.

◆ Lege den Stein auf ein Amethyst- Rohstück.

◆ Lege den Stein ins Mondlicht, am besten bei Vollmond.

◆ Probiere alles hintereinander aus.

Sollte nichts davon helfen, vergrabe den Stein im Garten und gib ihn so der Erde zurück. Du kannst dir irgendwann einen neuen kaufen oder schenken lassen.

Was ist, wenn ich eine Frage habe, die hier nicht steht?

Schreibe mir. Post: Kaya Lemke, Herweg 7, 24357 Fleckeby

EMail: kaya.lemke@t-online.de

Ich freu mich auf Anregungen und Fragen von dir, bis denn!

Li Li Kaya

Bildgestaltung & Fotografie:
Rona Keller
e-Mail: rona.keller@yahoo.de
www.ronakeller.de

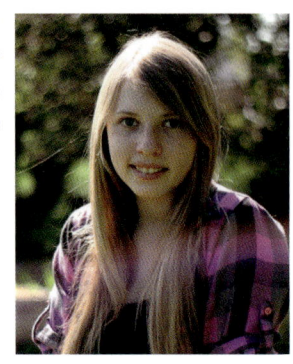

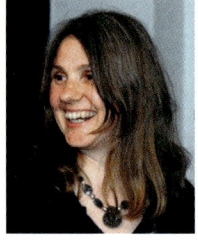

Bildgestaltung:
Annette Jakobi
Cairn Elen Tübingen
e-Mail: info@cairn-elen-annette-jakobi.de
www.cairn-elen-annette-jakobi.de

Annette Jakobi
Cairn Elen Lebensschule Tübingen
Bachstraße 87, 72810 Gomaringen
Tel. 070 72 - 50 43 29, Fax: 070 72 - 12 95 31
info@edelstein-massagen.de
www.cairn-elen-annette-jakobi.de

Hier finden Sie den Heilsteine-Ratgeber: www.heilsteine-ratgeber.de/index.html, eine Multimedia-Anwendung zu 120 Heilsteinen mit ausführlichen Informationen zur Wirkung, Auswahl, Anwendung, Zeitpunkt und Dauer sowie Fotos, die den jeweiligen Stein von allen Seiten zeigen.

www.edelsteinwasser-shop.de – VitaJuwel zur Wasserenergetisierung

Unsere »Modelle«, die die Steine hielten:

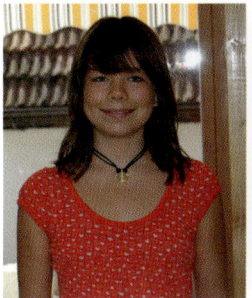

Janka

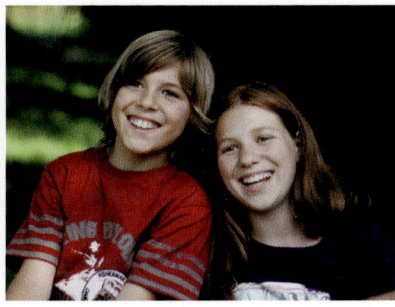

Luca und Carlos

Und die Autorin:

Kaya Lemke

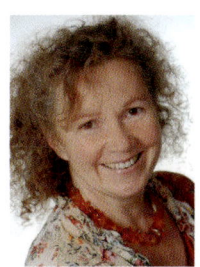

Bücher von NEUE ERDE im Buchhandel

Im deutschen Buchhandel gibt es mancherorts Lieferschwierigkeiten bei den Büchern von NEUE ERDE. Dann wird Ihnen gesagt, dieses oder jenes Buch sei vergriffen. Oft ist das gar nicht der Fall, sondern in der Buchhandlung wird nur im Katalog des Großhändlers nachgeschaut. Der führt aber allenfalls 50 % aller lieferbaren Bücher. Deshalb: Lassen Sie immer im VLB (Verzeichnis lieferbarer Bücher) nachsehen, im Internet unter www.buchhandel.de

Alle lieferbaren Titel des Verlags sind für den Buchhandel verfügbar.

Sie finden unsere Bücher in Ihrer Buchhandlung oder im Internet unter **www.neue-erde.de**

Bücher suchen unter: **www.buchhandel.de**. (Hier finden Sie alle lieferbaren Bücher und eine Bestellmöglichkeit über eine Buchhandlung Ihrer Wahl.)

Bitte fordern Sie unser Gesamtverzeichnis an unter

NEUE ERDE GmbH
Cecilienstr. 29 · 66111 Saarbrücken
Fax: 0681 390 41 02 · info@neue-erde.de

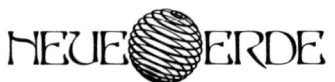